Nacken Quickies

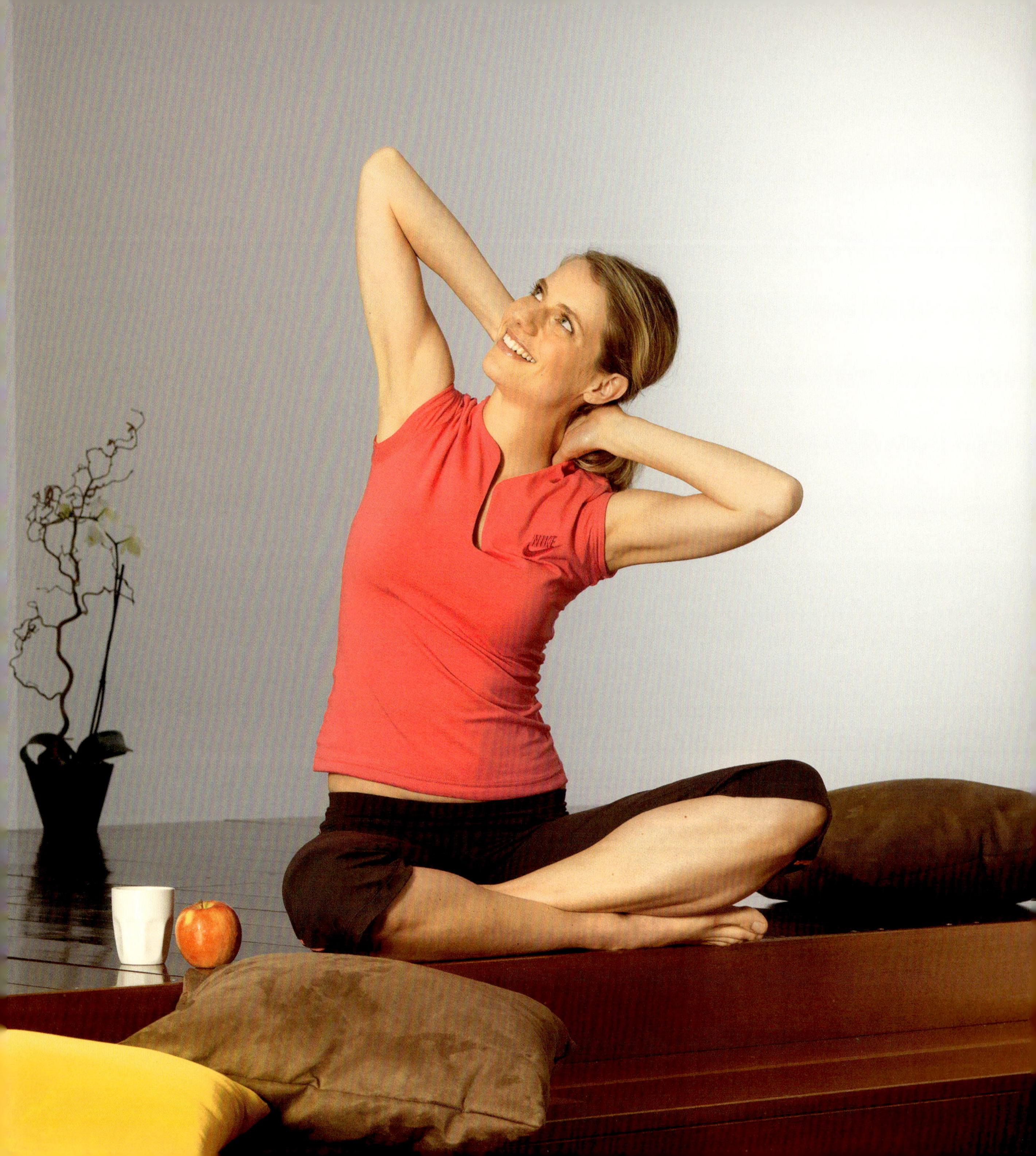

RAHEL REHM-SCHWEPPE

Nacken Quickies

Schnell entspannt und schmerzfrei

Was Sie in diesem Buch finden

Nacken-Quickies im Alltag 75

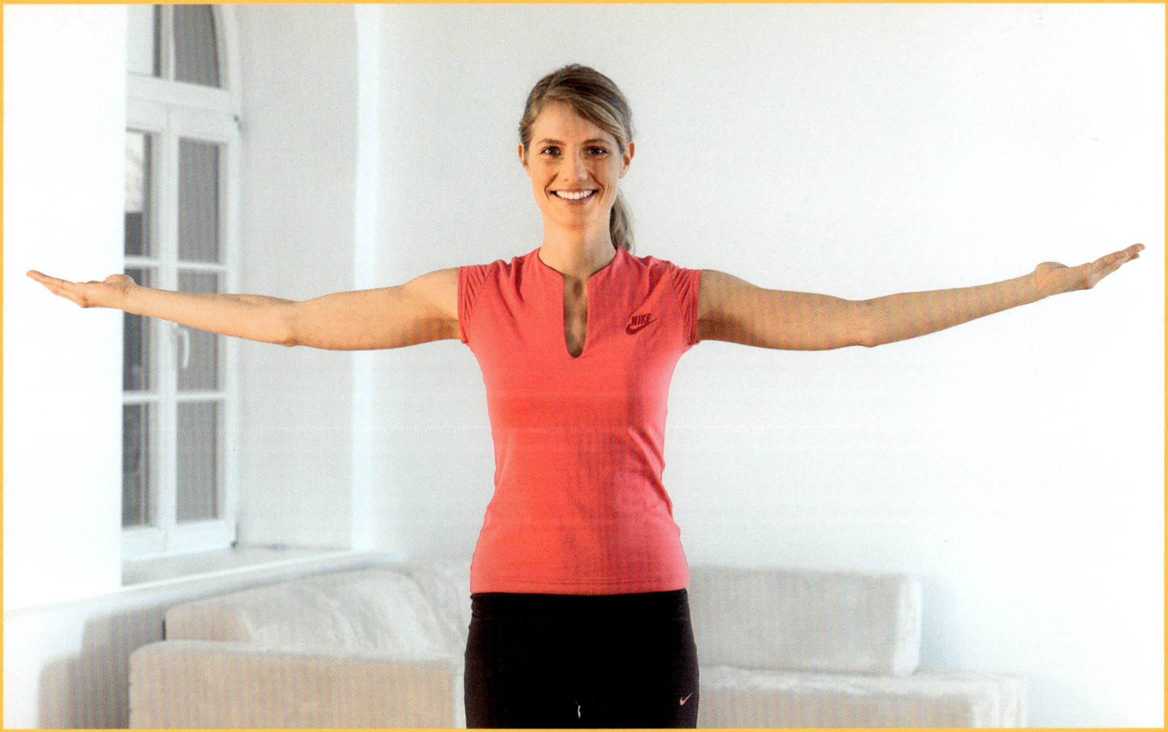

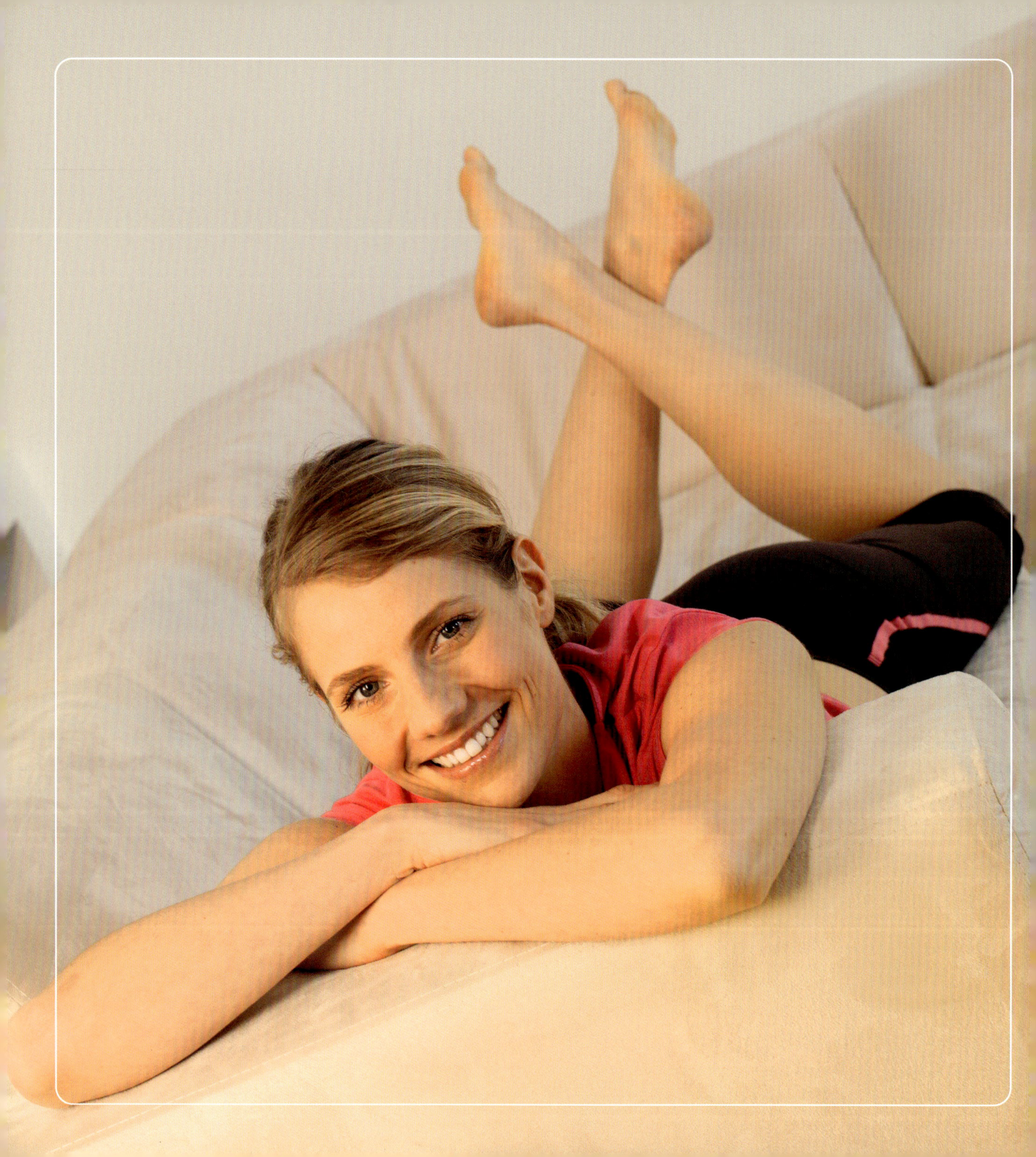

Der Nacken – locker und beweglich

(Ent-)spannendes rund um Ihren Nacken

Nacken- und Schulterschmerzen sind heute weit verbreitet. Manche Menschen leiden nur gelegentlich, andere aber regelmäßig darunter. Die Ursachen sind vielfältig: Ob Fehlhaltungen, eine verkümmerte Muskulatur oder auch seelische Probleme – Verspannungen und Schmerzen im Nackenbereich sind oft die Folge. Ist die Beweglichkeit einschränkt, wird jede weitere Belastung zur Qual. Und sogar Kopfschmerzen können durch einen verspannten Nacken ausgelöst werden. All das müsste nicht sein, denn es gibt ein einfaches Gegenmittel: kleine Übungen, die teilweise auch mitten im Alltag eingesetzt werden können, um Anspannungen zu lösen und Schmerzen zu lindern – die Nacken-Quickies.

Der Nacken ist einer der sensibelsten Bereiche des menschlichen Bewegungsapparats, der sehr schnell auf Haltungsfehler reagiert. Das ganze Gewicht des Kopfes ruht hier auf vergleichsweise kleinen Wirbelkörpern und zarten Muskeln. Gleichzeitig verlaufen in der Halswirbelsäule sowie in den umgebenden Bereichen lebenswichtige Nervenbahnen und Blutgefäße. Somit lassen sich Nackenbeschwerden auch nicht mit Hauruck-Methoden kurieren; viel sinnvoller ist es, mit kleinen sanften Übungen regelmäßig etwas für die »Problemzone Nacken« zu tun. Und da die Nacken- und Schultermuskulatur eng zusammenhängen, wird am besten der ganze Schultergürtel mittrainiert.

Vorbeugen ist leichter als heilen

Natürlich wäre es am besten, wenn wir gar nicht erst unter Schmerzen in Nacken und Schultern leiden müssten. Zwei Methoden helfen, Beschwerden vorzubeugen: Die erste ist, konsequent alle schädlichen Belastungen für den Nacken durch viel Bewegung auszugleichen – doch das ist bei der heutigen, vorwiegend sitzenden Lebensweise leider alles andere als einfach.

Die zweite Möglichkeit besteht darin, Nacken und Schultern durch sanftes Training so zu stabilisieren, dass sie Alltagsbelastungen besser standhalten können – und das lässt sich schon wesentlich einfacher in die Tat umsetzen!

Bereits kurze, regelmäßige Trainingseinheiten genügen, um Nacken und Schultern dauerhaft beweglich und geschmeidig zu halten; wichtig ist nur, dass Sie auch effektive Übungen kennen. Die Nacken-Quickies, die in diesem Buch beschrieben werden, sind eine Sammlung besonders wirkungsvoller Übungen für den »Hausgebrauch«. Die meisten können

Sie ohne spezielle Geräte fast jederzeit und an jedem Ort durchführen – daher sind sie ideal, um Ihren Nacken auch im Alltag zwischendurch immer wieder einmal zu entspannen und zu stärken.

Die Nacken-Quickies sind bewusst sehr einfach gehalten – so können Sie auch ohne Vorkenntnisse schnell ins Training einsteigen. Dennoch kann ein bisschen Hintergrundwissen natürlich nicht schaden, da Sie die Übungen umso korrekter durchführen werden, je mehr Sie über Ihren Nacken wissen.

Nacken- und Schulter-Wissen

Obwohl sie meist als getrennte Körperteile betrachtet werden, hängen Kopf, Nacken und Schultern eng zusammen. Sie sind durch Muskeln, Nervenbahnen und das Zusammenspiel der Knochen untrennbar miteinander verbunden und beeinflussen sich gegenseitig: So können Schmerzen in den Schultern ihre Ursache in der Halswirbelsäule haben, Kopfschmerzen durch verspannte Nackenmuskeln, und diese wiederum durch verkrampfte Schultern oder sogar Kiefergelenke ausgelöst werden. Auch folgende Faktoren sind wichtig, um die Zusammenhänge besser zu verstehen:

> Die Halswirbelsäule ist der beweglichste, zugleich aber auch einer der anfälligsten Bereiche unserer Wirbelsäule, sowohl in körperlicher als auch in psychischer Hinsicht.

> Mit der zunehmenden Verbreitung von Computern haben auch die Beschwerden im Bereich von Nacken und Schultern rapide zugenommen: Stundenlanges Sitzen vor dem Bildschirm und die Arbeit mit Maus und Tastatur belasten Halswirbelsäule und Schultergürtel übermäßig stark. Fehlhaltungen verstärken das Problem noch.

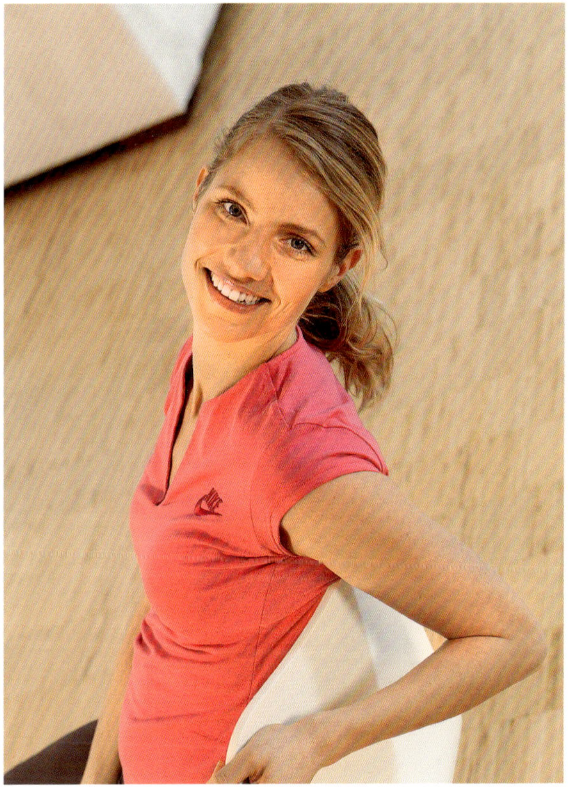

Schon wenige Minuten am Tag genügen, um Nacken und Schultern zwischendurch mal etwas Gutes zu tun.

> Unsere Haltung hat einen entscheidenden Einfluss darauf, wie stark Nacken und Schultern beansprucht werden. Deshalb sind eine korrekte Stand- und Sitzhaltung maßgebend für eine ausgewogene Nackenhaltung. So ist zum Beispiel der Druck, der auf der unteren Halswirbelsäule lastet, bei vorgebeugtem Kopf mehr als drei Mal so groß wie bei aufrechter Kopfhaltung.

Kleine Anatomiekunde

Um Ihren Nacken schonend zu trainieren, müssen Sie kein Anatomie-Experte werden. Es hilft jedoch, wenn Sie eine grobe Vorstellung von den körperlichen Strukturen haben. Ihre Körperwahrnehmung wird sich dadurch verbessern, und es wird Ihnen leichter fallen, eine gesunde Haltung einzunehmen und Ihren Nacken nicht unnötig zu belasten.

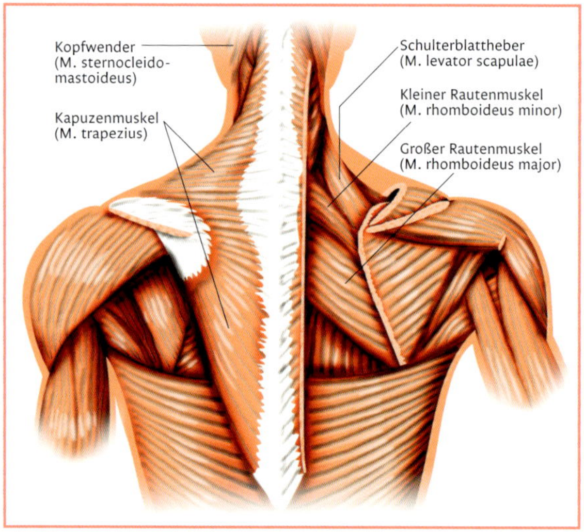

Die Nacken- und Schultermuskulatur ist in vielen Schichten aufgebaut und sorgt für eine große Beweglichkeit.

Hals-, Nacken- und Schultermuskulatur

Die Muskulatur von Hals, Nacken und Schultern ist in verschiedenen Schichten aufgebaut, die sich überlagern und viele unterschiedliche Bewegungen ermöglichen. Die betreffenden Muskeln sorgen jedoch nicht nur für große Bewegungsfreiheit, sondern sie erfüllen noch eine weitere wichtige Aufgabe: die Wirbelsäule und vor allem den Kopf zuverlässig aufrecht zu halten.

Die stützende Funktion der Halswirbelsäule kann nur durch die umliegenden Muskeln ermöglicht werden. Diese können die Wirbelsäule in unterschiedliche Richtungen beugen und drehen sowie in der aufrechten Stellung fixieren, sofern die verschiedenen Muskelgruppen harmonisch zusammenarbeiten. Je stärker der Kopf zu einer Seite gebeugt wird, desto größer ist die Belastung für die Muskeln auf der gegenüberliegenden Seite, die dabei sein Gewicht halten müssen. Doch selbst um den Kopf entspannt aufrecht zu halten, ist ständige Muskelarbeit nötig, der wir uns gewöhnlich nicht bewusst sind. Über der tiefliegenden Muskelschicht verlaufen weitere, meist größere Muskeln, die unterschiedliche

Körperabschnitte miteinander verbinden. Dazu gehört der Kopfwender, den Sie links und rechts am vorderen Hals deutlich spüren können, wenn Sie in Rückenlage den Kopf heben. Auf der Rückseite des Nackens verlaufen der Schulterblattheber und der Kleine Rautenmuskel, die bei vorhängenden oder hochgezogenen Schultern besonders oft schmerzhaft verspannt sind.
Die oberste Muskelschicht im Nacken bildet schließlich der Trapezmuskel, der sich von der Schädelbasis zu den Schultern und bis zur Rückenmitte hinab erstreckt. Aber selbst die Brustmuskulatur spielt für den Nacken eine wichtige Rolle: Verkürzte Brustmuskeln stören die muskuläre Balance und belasten Schultern und Nacken.

Die Halswirbelsäule

Die Halswirbelsäule bildet den obersten Abschnitt der Wirbelsäule, der aus sieben Wirbeln besteht. Er ist deutlich beweglicher als die darunter liegende Brustwirbelsäule und ermöglicht neben dem Beugen, Strecken und Neigen des Kopfes auch weitläufige Drehbewegungen. Dadurch ist die Halswirbelsäule aber auch besonders anfällig für Verletzungen und Abnutzungserscheinungen.
Den siebten Halswirbel können Sie tief im Nacken auf Schulterhöhe leicht ertasten, da er besonders weit hervorsteht. Für die Beweglichkeit des Kopfes sind jedoch die beiden obersten, speziell geformten Halswirbel entscheidend: Das Gelenk zwischen Schädel und erstem Halswirbel ermöglicht das Nicken, während das Gelenk zwischen erstem und zweitem Halswirbel erst das Drehen des Kopfes möglich macht.
Mit Ausnahme des ersten und zweiten Halswirbels liegen zwischen den Halswirbeln – wie in der gesamten Wirbelsäule – die Bandscheiben. Sie verteilen den Druck gleichmäßig auf die Wirbelkörper, schützen vor übermäßiger Abnutzung, dämpfen Belastungen und erhöhen die Beweglichkeit der Wirbelsäule. Damit sie diese wichtigen Aufgaben erfüllen können, brauchen sie jedoch vor allem eines: moderate und abwechslungsreiche Bewegung.
Die Bandscheiben werden nicht durch Blutgefäße versorgt, sondern sie arbeiten ähnlich wie ein Schwamm: Durch Druck und Druckentlastung findet der Flüssigkeitsaustausch mit Nährstoffen statt. Einseitige Haltungen, bei denen der Druck über lange Zeit gleich bleibt, behindern die Bandscheiben daher besonders stark. Lastet der Druck durch Fehlhaltungen auch noch ungleichmäßig auf den Bandscheiben, kann das zu degenerativen Veränderungen führen, da der Flüssigkeitsaustausch behindert wird. Regelmäßiges Bewegen ist daher für die Bandscheiben lebensnotwendig – und sei es nur durch kurze Lockerungsübungen oder immer wieder wechselnde Körperhaltungen.

Nervenbahnen und Blutgefäße

In der Mitte der Wirbelsäule, im Wirbelkanal, verläuft das Rückenmark. Seine Nerven verbinden das Gehirn mit dem Rest unseres Körpers. Zwischen den einzelnen Wirbeln treten seitlich die Spinalnerven aus, die Informationen an die entsprechenden Muskeln weiterleiten. Störungen im Bereich der Halswirbelsäule können daher zu Schmerzen oder Missempfindungen in der Schulter, den Armen und sogar den Händen führen, sofern diese Nerven durch verspannte Muskeln oder Fehlhaltungen unter Druck geraten. Auch Kopfschmerzen oder Schwindelgefühl können durch eine belastete Halswirbelsäule verursacht werden.

Zudem liegen im Bereich von Hals und Nacken wichtige Blutgefäße. Die Halsschlagader zieht sich am vorderen Rand des Kopfwender-Muskels nach oben, die Arteria Vertebralis verläuft seitlich durch die Wirbelkörper. Wenn wir den Kopf stark in den Nacken legen (beispielsweise bei Arbeiten überkopf), wird die Durchblutung verringert – was wiederum Schwindelgefühle verursacht. Doch auch Verspannungen können die Durchblutung beeinträchtigen.

Die sensiblen Nervenbahnen und Blutgefäße sind ein weiterer wichtiger Grund, stets auf eine ausbalancierte Haltung zu achten und beim Nackentraining vorsichtig vorzugehen. Auch wenn ich die Nacken-Quickies sorgfältig ausgewählt habe und ich Sie bitte, die Übungen immer sanft auszuführen: Achten Sie auf die Signale Ihres Körpers! Bei Schwindelgefühlen, Kribbeln in Händen und Armen oder wenn Sie sich unwohl fühlen, brechen Sie die betreffende Übung bitte sofort ab und ziehen Sie im Zweifelsfall immer einen Orthopäden zurate.

Von Belastungen und Belastendem

Sicher ist es nicht möglich, negative Belastungen für den Nacken immer zu vermeiden. Dennoch: Wissen ist Macht, und je besser Sie Ihre »Gegner« kennen, desto leichter ist es, Belastungen aus dem Weg zu gehen oder gezielt die geeigneten Nacken-Quickies für mehr Wohlbefinden auszuwählen.

Die folgenden Ursachen führen besonders oft zu lästigen Nackenschmerzen:

> **Schlechte Haltung und ungesunde Bewegungsmuster:** Wenn der Kopf nach vorne hängt, die Schultern hochgezogen werden oder der Rücken ständig gebeugt ist, ist es nur eine Frage der Zeit, bis dies die Muskeln überlastet und zu Nackenschmerzen führt. Oft werden Arm- und sogar Handbewegungen mit viel mehr Schultereinsatz als nötig durchgeführt, sodass sich die Schulter- und Nackenmuskeln kaum noch entspannen können. Das wiederum führt in einigen Muskeln zu schmerzhaften Verspannungen, während andere durch mangelnde Beanspruchung geschwächt werden.

> **Zu wenig Bewegung:** Bewegungsmangel ist genauso schädlich wie falsche Bewegungen. Kommt es zu einer Unterversorgung der Bandscheiben mit wichtigen Nährstoffen oder gerät der Stoffwechsel in den Muskeln ins Stocken, kann das zu Schmerzen führen. Wer sich dann weiterhin kaum bewegt, verschlimmert das Problem noch.

> **Belastungen von außen:** Hierzu zählen kalter Luftzug ebenso wie überladene Umhängetaschen, schlechte Matratzen oder unergonomische Sitzmöbel. Alle Muskeln reagieren empfindlich auf Kälte, aber die Nackenmuskeln sind ihr häufiger ausgesetzt als andere Partien. Im Winter genügt daher oft schon ein warmer Schal, um Nackenschmerzen vorzubeugen. Auch schwere Taschen werden oft zur Belastung für Muskeln und Sehnen. Die Trageriemen können die Durchblutung behindern und hochgezogene Schultern machen eine entspannte Haltung unmöglich.

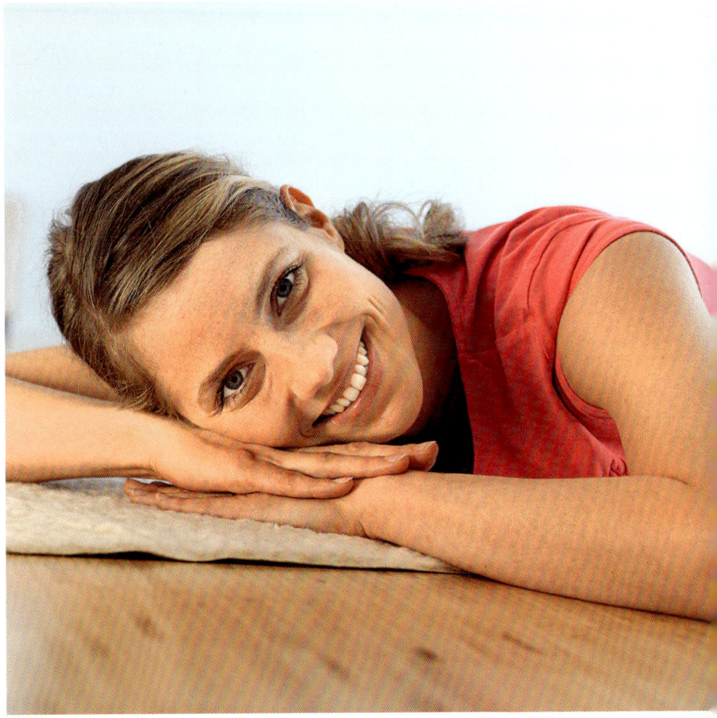

Um seelischen und körperlichen Anspannungen dauerhaft entgegenzuwirken hilft nur eins: loslassen lernen.

Der Nacken und die Psyche

Nicht nur aus anatomischer Sicht ist der Nacken eine sensible Zone: auch seelische Spannungen setzen sich oft hier sowie in den Schultern fest. So, wie gute Laune und eine ausgelassene Stimmung fast automatisch für eine bessere Haltung sorgen, zeigen sich in diesem Bereich auch viele belastende Emotionen: Wer traurig ist, lässt oft den Kopf hängen, Probleme sitzen uns sprichwörtlich im Genick. Bei Stress oder Ärger ziehen wir unwillkürlich die Schultern hoch und auch übertriebener Ehrgeiz und Starrsinn können körperlich sehr konkret im Nackenbereich spürbar werden. Da Körper und Seele eine Einheit bilden, führen Entspannungsübungen, zu denen im weiteren Sinn auch bewusst durchgeführte Nackenübungen gehören, oft zu erstaunlichen Erfolgen.

Das Geheimnis der richtigen Haltung

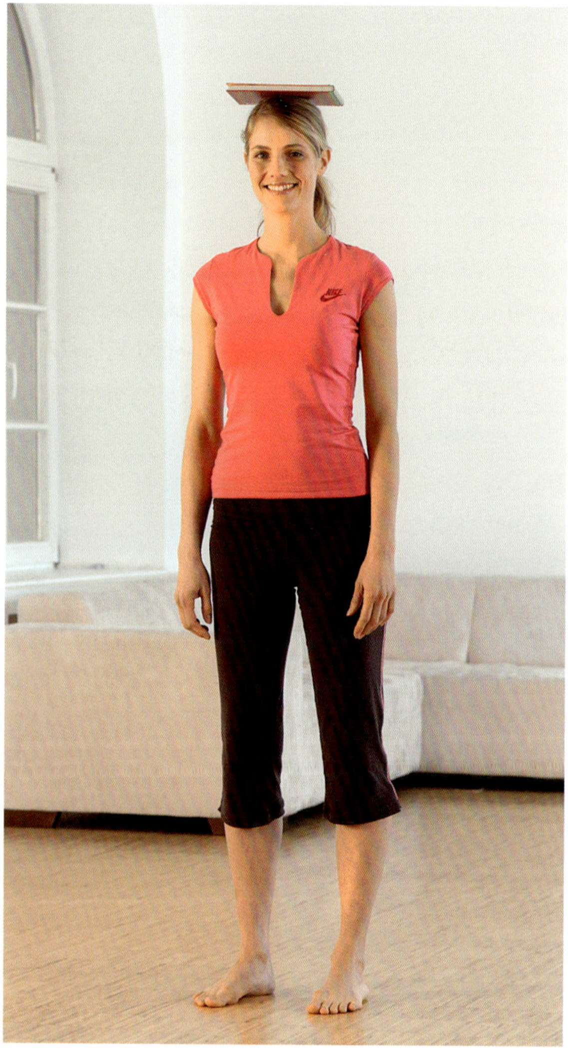

Um die Knochen und Muskeln der Nacken- und Schulterregion in ein gesundes Gleichgewicht zu bringen, zählt vor allem eins: die richtige Haltung des *gesamten* Körpers. Im Laufe der Evolution hat sich der menschliche Körper an den aufrechten Gang angepasst, und Muskeln und Gelenke haben sich so aufeinander abgestimmt, dass wir lange aufrecht stehen oder weite Strecken zu Fuß zurücklegen können. An die heutige, vorwiegend sitzende Lebensweise konnte sich der Körper dagegen noch nicht anpassen, und noch weniger an die immer gleichen Bewegungsabläufe, die viele Berufe mit sich bringen. Daher ist es umso wichtiger, bewusst auf eine ausgewogene Haltung zu achten. Wer sich aufrecht hält, kann viele Belastungen vermeiden oder ausgleichen. Spätestens, wenn erste Warnsignale wie ein Ziehen im Nacken oder in den Schultern auftreten, wird es Zeit, die eigene Haltung zu überprüfen, verkrampfte Muskeln zu lockern und Haltungsfehler zu korrigieren. Viel besser ist es jedoch, wenn Sie es gar nicht erst so weit kommen lassen und sich eine optimale Haltung zur Gewohnheit machen.

Wer aufrecht durchs Leben geht, schont seinen Nacken und bleibt äußerlich und auch innerlich im Gleichgewicht.

Aufrecht und beweglich

»Die richtige Haltung« – was heißt das eigentlich? Die meisten Menschen denken dabei an einen geraden Rücken. »Bauch rein, Brust raus« – strammstehende Soldaten scheinen immer noch ein Paradebeispiel für die aufrechte Haltung zu sein. Das ist zwar nicht ganz falsch, aber zum Glück auch nicht ganz richtig. Um eine gute Haltung einzunehmen ist es nämlich nicht nötig, den Rücken so steif zu machen, als hätten Sie einen Besenstiel verschluckt – denn damit fielen Sie nur von einem Extrem ins andere.

Richtig ist, dass eine gesunde Haltung vor allem eins ist, nämlich aufrecht. Die Statik unserer Wirbelsäule ist so angelegt, dass das Gewicht des Brustkorbs, des Schultergürtels und des Kopfes bei aufrechter Haltung am besten getragen werden. Wenn dagegen der Kopf nach vorne hängt, der Rücken rund ist oder wir mit den Armen weit vor dem Körper arbeiten, erhöht sich die Druckbelastung auf die Wirbelsäule. Vor allem die Muskeln werden dann beansprucht. Statt den Körper »nur« aufrecht zu halten, müssen sie zusätzlich Ausgleichsarbeit leisten. Kurzfristig gelingt das den Muskeln ohne Weiteres; müssen einseitige Haltungen jedoch auf Dauer ausgeglichen werden, ist die Grenze der Belastbarkeit schnell erreicht. Halten Sie Ihre Körperstatik bei allen Aktivitäten so gut wie möglich in der Balance. Die Übung auf Seite 76/77 hilft Ihnen, die ideale Haltung aufzubauen.

So kommen Sie ins Gleichgewicht

Das Geheimnis der »richtigen« Haltung ist grundsätzlich ganz einfach: Sie müssen alle Körperabschnitte von den Füßen bis zum Kopf ins Lot bringen. Bis Ihnen eine perfekte Haltung in Fleisch und Blut übergegangen ist, kann es ein wenig dauern. Solange Sie sich noch nicht »automatisch« korrigieren können, ist es hilfreich, ganz konkret zu wissen, worauf es bei einer aufrechten Haltung ankommt:

> Egal ob im Stehen oder Sitzen: Stellen Sie die Füße hüftbreit auseinander und belasten Sie diese gleichmäßig. (Im Stehen bleiben die Knie leicht gebeugt.)

> Richten Sie Ihr Becken auf: Leicht gespannte Bauch- und Gesäßmuskeln verhindern, dass Sie ein Hohlkreuz machen.

> Heben Sie das Brustbein an – stellen Sie sich eine Sonne auf Ihrer Brust vor, die nach vorne und oben strahlt. Die Schultern bleiben entspannt, die Arme hängen locker neben dem Körper.

> Machen Sie Ihren Nacken lang: Ziehen Sie das Kinn leicht zurück: Stellen Sie sich vor, dass Sie am Scheitel von einem Faden sanft nach oben gezogen werden.

> Und noch ein Tipp: Bleiben Sie beweglich! Eine gute Haltung ist nie starr und steif. Erzwingen Sie nichts, sondern setzen Sie Ihre Achtsamkeit ein. Kurze, effektive Übungseinheiten für Nacken und Rücken wie die Nacken-Quickies sind dabei die perfekte Unterstützung.

Die häufigsten Probleme

Da es auch bei Nackenbeschwerden – wie bei praktisch jedem körperlichen Unwohlsein – wenig Sinn macht, nur die Schmerzen zu bekämpfen, ohne die zugrunde liegende Störung zu beseitigen, möchten wir Ihnen hier die häufigsten Probleme mit dem Nacken etwas genauer vorstellen.

Verspannte Muskeln

Muskeln sind dafür geschaffen, Bewegung möglich zu machen: Während sie ihre Aufgaben im Körper erfüllen, ziehen sie sich abwechselnd zusammen und werden wieder gestreckt. Wird der Körper jedoch lange in einer Position gehalten, bleiben bestimmte Muskeln ständig angespannt. So sind beispielsweise bei vorgebeugtem Kopf unablässig die Nackenmuskeln in Aktion, um das Gewicht des Kopfes zu halten. Auch wenn Sie natürlich keine Angst haben müssen, dass Ihnen der Kopf von den Schultern fällt: Durch einseitige Fehlhaltungen muten Sie ihren Muskeln enorme Belastungen zu. Und auf Dauer sind die Folgen fatal: Die Muskeln verhärten sich mehr und mehr, bis sich schließlich schmerzhafte Muskelknoten, so genannte Myogelosen, bilden.

Ein verspannter Muskel ist nicht nur einfach verkrampft – auch sein Stoffwechsel ist von der Überlastung betroffen. Durch die ständige Anspannung kann das Muskelgewebe nicht mehr ausreichend von frischem, sauerstoffreichem Blut durchströmt werden. Die Abfallprodukte des Stoffwechsels können dann nicht mehr zügig abtransportiert werden und sammeln sich im Gewebe, was zusätzlich Schmerzen verursacht.

Das natürliche Gleichgewicht wiederherzustellen, wird immer schwieriger. Denn wenn alle Bewegungen durch die Verspannung zur Qual werden, schont man den betroffenen Körperteil oft automatisch noch mehr. Ein Teufelskreis: Bleiben die Muskeln verspannt bzw. werden aus einer Schonhaltung heraus gar nicht mehr bewegt, werden Blutzirkulation und Stoffwechsel wiederum daran gehindert, sie zu versorgen. Bei verspannten Muskeln hilft daher nur eins: Kommen Sie wieder in Bewegung, lösen Sie starre Haltungen auf, und bringen Sie den Stoffwechsel durch sanfte Übungen oder Massagen wieder in Schwung!

Muskuläre Dysbalance

Nicht nur muskuläre Verspannungen verursachen Nackenschmerzen. Ebenso häufig treten Schmerzen aufgrund einer muskulären Dysbalance auf, und manchmal ist diese sogar die eigentliche Ursache für Verspannungen im Nacken- und Schulterbereich.

»Muskuläre Dysbalance« bedeutet dabei nichts weiter, als dass verschiedene Muskelgruppen ihr Gleichgewicht verloren haben und somit kein harmonisches Zusammenspiel mehr zwischen ihnen möglich ist.

Damit wir unseren Körper in alle Richtungen bewegen können, müssen stets mehrere Muskelgruppen zusammenarbeiten: So sind etwa die Muskeln an der Vorderseite des Oberarms (die Bizepsmuskeln) dafür zuständig, den Arm im Ellbogen anzuwinkeln, während ihn die Muskeln an der Oberarm-Rückseite (die Trizepsmuskeln) wieder strecken.

Auf dieselbe Weise arbeiten die Muskeln an der Vorder- und Rückseite des Körpers zusammen, um die Wirbelsäule aufrecht zu halten. Und auch die Halswirbelsäule wird durch das Zusammenspiel der vorderen Hals- und hinteren Nackenmuskeln stabilisiert. Wenn der Nacken oder der Rücken nun ständig krumm gehalten werden, wirkt sich das im Laufe der Zeit auf die Muskeln aus: Die Rückenmuskulatur wird durch die Dehnung geschwächt, die Brust- und Bauchmuskulatur hingegen verkürzt sich, da sie ja über lange Zeit kaum gestreckt wird. Sobald die Rücken-, Bauch- und Brustmuskeln ihr Gleichgewicht verloren haben, wird eine aufrechte Haltung natürlich noch anstrengender, weshalb man sich beim Sitzen immer häufiger »hängen lässt«.

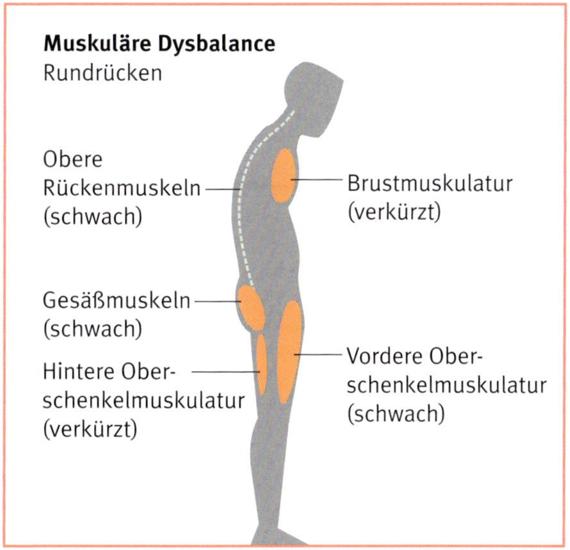

Vorsicht: Eine schlechte Haltung führt früher oder später zu Rücken-, Schulter- oder Nackenschmerzen.

Wer viel am Computer arbeitet, neigt dazu, den Kopf in den Nacken zu legen. In diesem Fall verkürzen sich die Nackenmuskeln und die vorderen Beugemuskeln werden geschwächt. Das beste Mittel gegen muskuläre Dysbalance ist sanftes Muskeltraining, das alle Muskelgruppen gleichmäßig stärkt – daher gibt es im Übungsteil auch einige Programme, um alle Muskeln rund um Hals und Nacken zu trainieren.

Fehlstellungen und blockierte Wirbel

Obwohl Beschwerden im Bereich des Nackens am häufigsten von den Muskeln ausgehen, kann auch das stützende Knochenskelett gelegentlich Probleme machen. Da die Halswirbelsäule kein isolierter Bereich, sondern die Fortsetzung der tiefer liegenden Wirbelsäulenabschnitte ist, können selbst Fehlstellungen in der unteren Körperhälfte zu Nackenbeschwerden führen. Unterschiedliche Beinlängen, Fehlstellungen von Knie oder Hüfte und sogar Senkfüße beeinträchtigen manchmal die Statik der Wirbelsäule von Grund auf. Diese Impulse aus den unteren Regionen werden über die Wirbelsäule nach oben durch den ganzen Körper weitergegeben und können zu Ausweichbewegungen oder Fehlhaltungen führen, die den Nacken belasten und schließlich zu Nackenschmerzen führen.

Neben solchen Fehlstellungen können auch Blockierungen der Nackenwirbel selbst Beschwerden auslösen. Wenn sie nicht optimal ineinandergreifen, ist zum einen die Beweglichkeit eingeschränkt, zum anderen werden die angrenzenden Wirbel deutlich stärker belastet.

In beiden Fällen kommt es zu Nackenschmerzen, gelegentlich auch zu schwerwiegenderen Beschwerden wie zum Beispiel Sensibilitätsstörungen, Taubheitsgefühl oder Kribbeln in Armen und Händen sowie Schwindel. Suchen Sie dann bitte unbedingt einen Orthopäden auf: Nur er ist in der Lage, eine genaue Diagnose zu stellen und die richtige Behandlung zu veranlassen. Und er entscheidet auch, ob ein zusätzliches Training – etwa mit Nacken-Quickies – zu empfehlen ist.

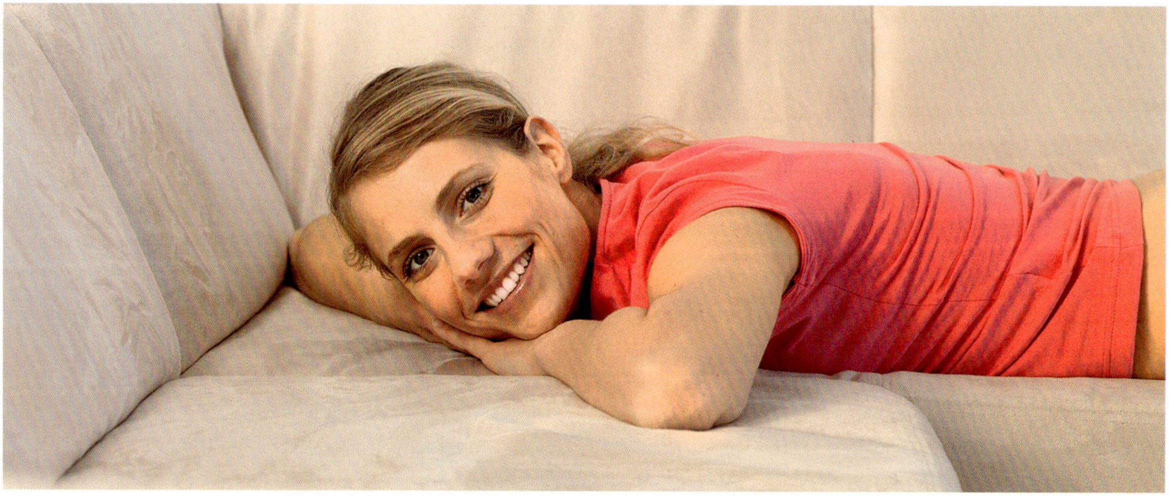

Gönnen Sie sich regelmäßig kleine Auszeiten – so vermeiden Sie Stress und mit ihm zahlreiche Beschwerden.

Stress im Alltag

Fühlen Sie sich manchmal geknickt und lassen Sie den Kopf hängen, wenn Sie traurig sind? Oder nehmen Sie die Dinge eher auf die leichte Schulter? Vielleicht zeigen Sie in schwierigen Situationen ja auch Haltung, obwohl Ihnen gar nicht danach zumute ist. Die Zusammenhänge zwischen unserer Haltung und unserer Seelenlage spiegeln sich anschaulich in unserer Sprache wider. Und tatsächlich hat unsere Stimmung großen Einfluss darauf, wie sich unser Nacken anfühlt.

Vor allem Stress spielt dabei eine große Rolle. Er ist heutzutage in aller Munde: Ob im Beruf, in der Freizeit oder in der Partnerschaft, überall erleben wir schwierige oder unangenehme Situationen, die wir als Stress empfinden. Und dieser Stress beschränkt sich nicht auf unsere Gefühle – er hat auch deutlich messbare Auswirkungen auf den Körper.

Die körperliche Stressreaktion war für unsere Vorfahren in der Wildnis überlebenswichtig. Stress sorgt dafür, dass große Mengen Adrenalin ausgeschüttet werden und der ganze Organismus in Alarmbereitschaft versetzt wird: Die Atmung beschleunigt sich, das Herz schlägt schneller, der Stoffwechsel stellt mehr Energie bereit und die Muskeln spannen sich an – ganz nach dem Motto »Kämpfen oder Flüchten«. Als Reaktion auf Säbelzahn-Tiger ist das auch sehr nützlich – angesichts eines wütenden Chefs kommen Sie mit »Kampf« oder »Flucht« allerdings nicht weiter. Und das gilt auch für die meisten anderen modernen Stresssituationen.

Die körperliche Stressreaktion läuft unwillkürlich über das vegetative Nervensystem ab, das sich kaum bewusst beeinflussen lässt. Steht der Körper erst einmal unter Hochspannung, kann allerdings Bewegung helfen, das Adrenalin abzubauen. Doch nur selten haben wir die Möglichkeit, auf Stress mit einer spontanen Joggingrunde zu reagieren. Dadurch hält sich die Anspannung oft über längere Zeit fast unvermindert – was zu unangenehmen Verspannungen führt.

Nacken-Quickies helfen Muskeln zu lockern

Der Nacken- und Schulterbereich ist besonders anfällig für stressbedingte Spannungen. In aufreibenden Situationen neigen die meisten Menschen dazu, unbewusst die Schultern hochzuziehen, um den verletzlichen Nacken zu schützen. Andere krümmen den Rücken, als ob sie sich ducken und möglichst wenig auffallen möchten. Auch wenn solche Veränderungen in der Körperhaltung teils nur minimal sind, bleiben sie durch »Dauerstress« im modernen Alltag oft lange Zeit bestehen – und wirken sich entsprechend schädlich aus. Unter den Nacken-Quickies finden Sie eine Vielzahl von Übungen, die Anspannungen entweder durch gezielte Entspannung oder aber bewusstes Aktivieren der Muskeln lösen helfen.

Was sind Nacken-Quickies?

Nacken-Quickies sind kurze, sanfte Übungen, die auch ohne Vorkenntnisse jederzeit durchgeführt werden können. Um Spannungen gezielt abzubauen, das Körperbewusstsein zu verbessern oder Stress zu lösen, genügen schon wenige Minuten. Nacken-Quickies zeichnen sich einerseits durch ihre Einfachheit aus, führen andererseits aber schnell zu deutlichen Verbesserungen.
Rund um den Nacken gibt es viele Möglichkeiten, um Ihr Wohlbefinden zu steigern: Sie können die Nackenmuskulatur stärken oder dehnen, die Beweglichkeit des Nackens verbessern, die Muskulatur von Nacken, Hals und Schultern ins Gleichgewicht bringen oder eine bessere Haltung entwickeln, um Verspannungen vorzubeugen oder sie zu lösen. Daher bietet dieses Buch Ihnen viele abwechslungsreiche Übungen, aus denen Sie immer wieder neu wählen können. Neben Einzelübungen, die sich rasch zwischendurch einschieben lassen, haben Sie die Möglichkeit, sich selbst ein kleines Trainingsprogramm zusammenzustellen.

Unkompliziert und effektiv

Natürlich können auch Nacken-Quickies am besten wirken, wenn Sie regelmäßig üben, denn jahrelange Haltungsfehler lassen sich nicht in einer Woche ausbügeln. Allerdings genügt es, regelmäßig in aller Kürze zu trainieren: Die einzelnen Übungen dauern jeweils nur rund eine Minute. Selbst mitten im Alltagsgetriebe können Sie kleine Trainingseinheiten daher problemlos integrieren. Das lohnt sich, da Sie private und berufliche Anforderungen mit entspannten Schultern und lockerem Nacken viel besser bewältigen werden!
Wenn Sie gezielt etwas für Ihre Nackenpartie tun wollen, führen Sie am besten zwei bis drei Mal pro Woche ein kleines Übungsprogramm durch. Auch wenn Sie mehrere Nacken-Quickies nach Ihren Bedürfnissen kombinieren, werden Sie dafür selten mehr als 10 Minuten brauchen. Und diese Zeit ist gut investiert, denn verspannte Muskeln sind nicht nur schmerzhaft – sie verbrauchen auch eine Menge Energie, die Sie anderweitig bestimmt besser einsetzen können.

Einfache Übungs-Regeln

Bei den Nacken-Quickies geht es vor allem darum, kurz, konzentriert und effektiv zu üben. Unter den Nacken-Quickies finden Sie einzelne isometrische Übungen, bei denen Muskelspannung gegen einen Widerstand mehrere Sekunden lang gehalten wird. Ferner gibt es reine Dehnübungen, die die betroffenen Muskelpartien behutsam dehnen und die Flexibilität erhöhen.

Die meisten Nacken-Quickies kombinieren jedoch sanfte, langsame Bewegungen mit einer abschließenden isometrischen Phase, bei der die Muskeln nochmals bewusst angespannt werden. Die Übungen dauern dabei rund eine Minute, wenn sie nach folgendem Schema durchgeführt werden:

1. **Dynamische Phase:** Nachdem Sie die Ausgangsstellung eingenommen haben, führen Sie vier langsame Wiederholungen durch. Nehmen Sie sich dabei sowohl für das Anspannen der Muskeln als auch für die Rückkehr in die Ausgangsstellung je rund vier Sekunden Zeit.
2. **Isometrische Phase:** Zum Abschluss der Übung gehen Sie nochmals in die Endstellung und spannen die beteiligten Muskeln bewusst an. Diese Muskelspannung halten Sie etwa acht Sekunden lang, ohne sich dabei zu bewegen. Besonders wichtig ist in dieser Phase, dass Sie nicht den Atem anhalten, sondern entspannt weiter atmen.

Wenn Sie vier Wiederholungen à acht Sekunden durchführen und die Muskelspannung anschließend nochmals acht Sekunden lang halten, kommen Sie auf exakt 40 Sekunden. Das ist jedoch nur ein Anhaltspunkt – auch ohne Zählen können Sie die Übungen korrekt ausführen, wenn Sie alle Bewegungen einfach wie in Zeitlupe durchführen.

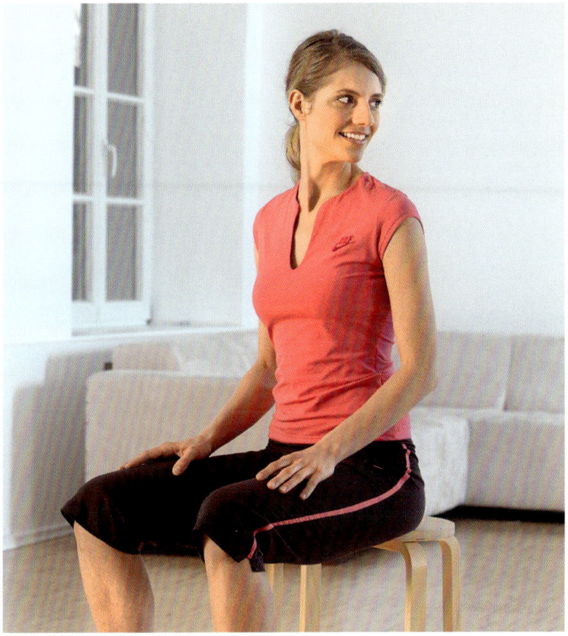

Nacken-Quickies – das sind kurze und einfache, aber zugleich sehr effektive Übungen für einen gesunden Nacken.

Am Abschluss jeder Übung nehmen Sie sich noch etwas Zeit für die Entspannung. Bleiben Sie kurz in der Ausgangsstellung und spüren Sie bewusst nach: Hat sich etwas verändert? Fühlt sich der trainierte Bereich jetzt anders an? Vielleicht weicher oder wärmer? Nehmen Sie alle Wirkungen möglichst genau wahr.

Nacken-Quickies sind so intensiv, dass auch vermeintlich winzige Bewegungen eine große Wirkung haben – und ganz schön anstrengend werden können! Gehen Sie es zu Beginn des Trainings deshalb lieber ruhig an: Anfangs reicht es, anstelle der vier nur zwei oder drei Wiederholungen zu machen.

Nicht mit Kraft, sondern mit Köpfchen trainieren …

Ganz egal, ob Sie sich bei den Übungen bewegen, Dehnungen durchführen oder Muskelspannung statisch halten – bei den Nacken-Quickies geht es nie um reinen Krafteinsatz, sondern immer darum, sanft, einfühlsam und mit Köpfchen zu üben. Wenn Sie die folgenden, einfachen Prinzipien kennen, wird Ihnen das sicher leicht fallen:

Die Zeitlupen-Technik

Wann immer eine Übung mit Bewegungen einhergeht, führen Sie diese bitte wie in Zeitlupe durch. Je langsamer Sie üben, desto wirkungsvoller ist das Training! Sportwissenschaftler haben entdeckt, dass beim Zeitlupen-Training bis zu doppelt so viele Muskelfasern aktiviert werden wie bei normalem Krafttraining. Auch wenn es »nur« darum geht, Nacken und Schultern zu trainieren – nutzen Sie diese Erkenntnis! Durch die langsame, fließende Geschwindigkeit werden die Muskeln in jeder Bewegungsphase optimal belastet, sodass sie umso schneller an Kraft gewinnen.
Die bewusste Ausführung gewährleistet außerdem korrekte Abläufe – und das ist beim Training der sensiblen und fein aufeinander abgestimmten Nacken- und Halsmuskulatur besonders wichtig. Vermeiden Sie auf jeden Fall ruckartige und ungenaue Bewegungen, um Fehlbelastungen und Verletzungen zu vermeiden. Je ruhiger und fließender die Nacken-Quickies geübt werden, desto besser können Sie auf die Signale Ihres Körpers hören und eventuell reagieren.

Isometrik – Training ohne Bewegung

Beim isometrischen Training wird der Muskel angespannt, ohne sich dabei zu verkürzen; das heißt, es findet keine Bewegung im Gelenk statt. In der Krankengymnastik spielt diese Methode eine wichtige Rolle: Nach Unfällen oder Operationen, die eine lange Ruhigstellung erfordern, werden die geschwächten Muskeln anfangs mit isometrischen Übungen sanft, aber wirkungsvoll neu aktiviert.
Den meisten Nacken-Quickies liegt eine Kombination aus isometrischem und dynamischem Training zugrunde. Die isometrische Phase setzt zusätzliche Wachstumsreize für die trainierten Muskeln, wodurch die Übungen besonders intensiv und effektiv wirken.

Mentale Kräfte nutzen

Das Zusammenspiel von Körper und Geist kann sich in manchen Situationen belastend auf den Nacken auswirken. Doch umgekehrt kann der Geist körperliches Training auch bestens unterstützen. Statt verbissen geht es dann entspannt und mit jeder Menge Spaß! Nutzen Sie nicht nur Ihren Körper, sondern auch Ihren Geist:

> Entscheidend ist die Motivation: Nur wer motiviert ist, wird dauerhaft durchhalten und sein Training mit der Zeit in eine neue, wohltuende Gewohnheit verwandeln. Machen Sie sich bewusst, dass ein »gestresster« und verspannter Nacken kein Schicksal ist, sondern dass Sie mit jeder kleinen Entscheidung dazu beitragen können, Schmerzen zu lindern und sich lockerer, freier und energiegeladener zu fühlen.

> Nehmen Sie sich nur ein kleines Pensum vor, aber üben Sie regelmäßig. So werden die Nacken-Quickies am schnellsten Teil Ihres Alltags. So können Sie gezielt immer wieder kleine Entspannungspausen einlegen.

> Üben Sie nicht mechanisch, sondern mit Ihrer vollen Aufmerksamkeit: Achten Sie auf die Signale Ihres Körpers, auf Schmerzen wie Unwohlsein, aber genauso auf Entspannung und Wohlgefühl. Nur wenn Sie auch mental ganz bei der Sache sind, können Sie die Übungen perfekt umsetzen und sich über schnelle Erfolge freuen.

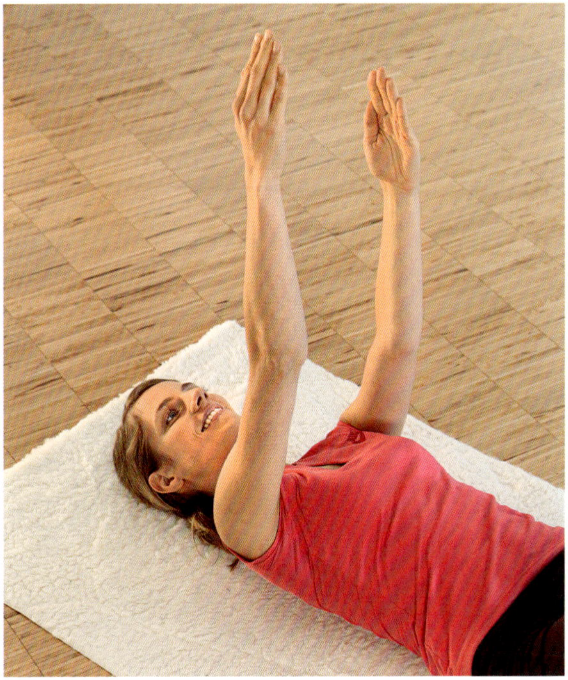

Führen Sie alle Übungen möglichst entspannt, mit viel Gefühl und mit Freude an der Bewegung durch.

Einfache Schnellprogramme

Die Nacken-Quickies sind Einzelübungen – und diese Einzelübungen können Sie immer wieder einmal anwenden, um Ihrem Nacken etwas Gutes zu tun. Darüber hinaus sind die Übungen natürlich auch kombinierbar. Wenn Sie Ihren Nacken dauerhaft stärken wollen oder Ihre Schultern durch die Arbeit besonders häufig Belastungen ausgesetzt sind, empfiehlt es sich, regelmäßig ein kleines Programm durchzuführen.

Auf den Seiten 72 und 73 finden Sie zwei ausgewählte Schnellprogramme, die Ihnen auch als Orientierung für ein selbst zusammengestelltes Training dienen können. Das Programm auf Seite 72 ist dabei besonders kurz und einfach gehalten und eignet sich gut für Anfänger. Das Intensivprogramm auf Seite 73 ist ideal für alle, die etwas mehr Zeit investieren wollen, um ihren Nacken vor den Folgen einseitiger Alltagsbelastungen zu schützen.

Bevor Sie beginnen ...

Im Vergleich zu anderen Trainingsmethoden brauchen Sie für die Nacken-Quickies weder viel Zeit noch eine teure Ausrüstung. Die meisten Nacken-Quickies lassen sich nahezu überall durchführen, wo Sie etwas Platz und Ruhe zum Üben finden.

Die richtige Vorbereitung

Damit Sie effektiv üben können, sollten Sie die Übungsbeschreibungen einleitend aufmerksam lesen und alle Hinweise beachten.
Mental können Sie sich aufs Training perfekt vorbereiten, wenn Sie sich vorher kurz Zeit nehmen, um sich in Ihren Nacken einzufühlen. Spüren Sie nach, wie sich Ihre Nackenmuskeln anfühlen und wie es um das Gleichgewicht Ihres Nackens bestellt ist. Sind die Muskeln angespannt und überlastet? Ist vielleicht eine bestimmte Körperhaltung oder Tätigkeit die Ursache dafür? Sind die Schultern hochgezogen oder sollte der gesamte Nacken vielleicht beweglicher sein? Diese Fragen helfen Ihnen auch dabei, die passenden Übungen auszuwählen und auf Dauer ein besseres Gefühl für Ihren Nacken zu entwickeln, sodass Sie Verspannungen gleich beim ersten Anzeichen vorbeugen können.

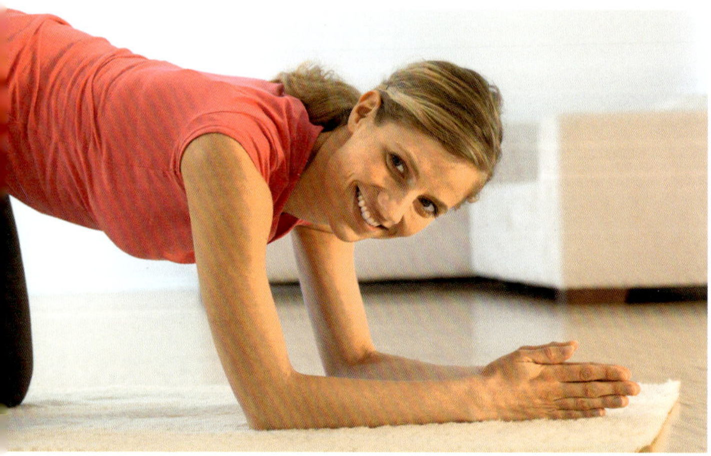

Der richtige Zeitpunkt

Wichtiger als der Zeitpunkt des Trainings selbst ist, dass Sie regelmäßig üben: Legen Sie lieber zwei bis drei Mal pro Woche eine kurze Trainingseinheit ein, als lange nach einem geeigneten Termin für ein ausgiebiges Training zu suchen!
Trotzdem lohnt es sich, wenn Sie die Nacken-Quickies an Ihren eigenen Rhythmus anpassen. Während manche Menschen am liebsten morgens nach dem

Ein paar Minuten Zeit und etwas Ruhe – mehr brauchen Sie nicht, um die Nacken-Quickies in die Tat umzusetzen.

Warnhinweise

Die Übungen in diesem Buch habe ich sorgsam ausgewählt und so ausführlich wie nötig beschrieben. Trotzdem gibt es – wie bei jeder Form von körperlichem Training – natürlich auch Vorsichtsregeln und Gegenindikationen, die Sie bitte unbedingt beachten:

- Grundsätzlich gilt, dass Sie bei schwerwiegenden Herz-Kreislauf-Erkrankungen, Infektionen oder Erkältungskrankheiten auf körperliches Training verzichten.
- Wer akute oder chronische Probleme im Bereich der Bandscheiben, der Wirbelsäule und insbesondere der Halswirbelsäule hat, fragt seinen Arzt, bevor er mit dem Training beginnt.
- Auch bei Osteoporose, Bandscheibenvorfällen, Bandrupturen, Frakturen, Durchblutungsstörungen, neurologischen Ausfällen, akutem Schleudertrauma und rheumatischen Erkrankungen empfiehlt es sich, ärztlichen Rat einzuholen.
- Achten Sie auf mögliche Warnsignale Ihres Körpers: Schwindel, Sehstörungen, Schmerzen, Unwohlsein oder Atemnot vor oder während des Trainings sind deutliche Zeichen dafür, dass Sie nicht trainieren dürfen bzw. bitte sofort abbrechen.
- Üben Sie behutsam und schonend: Die Nacken-Quickies dürfen Sie ruhig ein bisschen fordern, aber sie sollten nie zu anstrengend sein. Beachten Sie Ihre Schmerzgrenze und vermeiden Sie ruckartige Bewegungen. Hören Sie auf Ihren Körper und reduzieren Sie im Zweifelsfall die Wiederholungen.

Aufstehen üben, entspannen sich andere gerne abends nach der Arbeit. Wenn Sie Ihre persönlichen Lieblingszeiten finden und befolgen, wird es Ihnen noch leichter fallen, regelmäßig etwas für sich zu tun. Am besten planen Sie Ihre Nacken-Quickies fest ein – reservieren Sie ihnen einen Termin in Ihrem Kalender! So ist die Gefahr viel kleiner, dass immer wieder etwas dazwischenkommt oder Sie das Training von Tag zu Tag vor sich her schieben.

Der richtige Platz

Der beste Platz für die Nacken-Quickies sind Ihre eigenen vier Wände. Dort brauchen Sie nur ein bisschen Ruhe. Doch auch im Büro oder auf Reisen lässt sich schnell mal die eine oder andere Übung ausführen. Ideal ist es, wenn Sie den Raum vor dem Üben kurz lüften und dort wenigstens für die Zeit des Übens ungestört sind, sodass Sie die nötige Konzentration haben.

Die richtige Ausrüstung

Wenn Sie im Alltag trainieren, brauchen Sie für die Nacken-Quickies in den meisten Fällen keine Ausrüstung. Dennoch empfiehlt es sich, auf einige einfache Punkte zu achten, besonders, wenn Sie sich regelmäßig etwas mehr Zeit für ein Übungsprogramm nehmen:

> **Bequeme Kleidung:** Wie jedes körperliche Training lassen sich auch Nacken-Quickies am besten in bequemer, atmungsaktiver Kleidung durchführen, die Ihren Körper bei keiner Bewegung einschnürt. Insbesondere Ihr Nacken ist nach Möglichkeit frei von drückenden Kleidungsstücken wie beispielsweise Neckholder-BHs oder engen Blusenkragen. Auch Krawatten, Schals, Halsketten und andere Schmuckstücke legen Sie zum Üben besser ab.

> **Rückenschonende Unterlage:** Bei Übungen, die im Liegen durchgeführt werden, verwenden Sie bitte vor allem auf harten Böden wie Parkett eine dämpfende Unterlage. Notfalls können Sie dafür eine zusammengefaltete Decke oder ein großes Handtuch nehmen. Besser ist es aber, eine rutschfeste Gymnastik- oder Yogamatte zu verwenden oder auf einen dicken Teppich auszuweichen.

> Für einige wenige Übungen benötigen Sie **zusätzliche Hilfsmittel** (beispielsweise ein Buch, ein Handtuch oder ein Kissen als Polsterung). Sie sind jeweils in der Übungsbeschreibung angegeben und normalerweise in jedem Haushalt vorhanden.

Die richtige Einstellung

Lassen Sie die Nacken-Quickies bitte nicht zur Pflichtübung werden! Vielleicht haben Sie bisher schlechte Erfahrungen mit körperlichem Training gemacht – etwa beim Schulsport. Doch Nacken-Quickies können Sie wirklich vollkommen stressfrei anwenden. Machen Sie sich bewusst, dass Sie Ihrem Nacken mit den Übungen etwas Gutes tun wollen – und das kann sich auch gut anfühlen. Natürlich werden einige Übungen Sie durchaus fordern – doch achten Sie bitte darauf, dass Sie niemals ein unangenehmes oder gar schmerzhaftes Gefühl beim Üben empfinden. Besonders bei Dehnübungen ist es wichtig, dass Sie nicht übertreiben, sondern die Bewegungen fein dosieren und darauf achten, Ihre individuellen Dehngrenzen nicht zu überschreiten.

Nehmen Sie Ihren Körper wahr

Nacken-Quickies trainieren nicht nur Ihre Muskeln, sondern sie verbessern auch Ihre Körperwahrnehmung. Eine gute Beziehung zum eigenen Körper schützt uns normalerweise davor, Fehlhaltungen einzunehmen und unnötige Belastungen zu ertragen. Viele Menschen nehmen den Zustand Ihres Körpers jedoch erst dann wahr, wenn er ihnen Schmerzen bereitet oder nicht mehr allen Anforderungen gerecht wird. Nutzen Sie jede Übung daher auch, um Ihre Wahrnehmung zu schärfen: Achten Sie bewusst darauf, wie sich Ihr Nacken, Ihre Schultern und Ihr Rücken anfühlen. Konzentrieren Sie sich ganz auf die Bewegungen Ihres Körpers und bleiben Sie mit Ihrer Aufmerksamkeit in den entsprechenden Körperbereichen.

Die Entspannungsphase am Ende jeder Übung dient ebenfalls dazu, in Ihren Körper hineinzufühlen und der Wirkung der Übungen nachzuspüren. Auch das verbessert die Körperwahrnehmung, und es verstärkt nebenbei sogar noch die Wirksamkeit der Übungen.

Im Einklang mit Ihrem Atem

Die Atmung ist bei jeder Bewegung besonders wichtig, um ausreichend Sauerstoff aufzunehmen. Die richtige Atmung kann Ihnen jedoch auch dabei helfen, die Nacken-Quickies noch bewusster durchzuführen.

Das Wichtigste: Halten Sie während der Übungen keinesfalls die Luft an! Besonders in der isometrischen Phase neigen viele Menschen ganz unbewusst dazu, den Atem anzuhalten. Diese Pressatmung macht die die Nacken-Quickies jedoch unnötigerweise anstrengend und treibt zudem den Blutdruck in die Höhe. Lassen Sie daher den Atem immer tief und gleichmäßig fließen – am besten nach den folgenden einfachen Atemregeln:

> Atmen Sie aus, wenn Sie Ihre Muskeln anspannen (zum Beispiel, wenn Sie den Kopf heben).

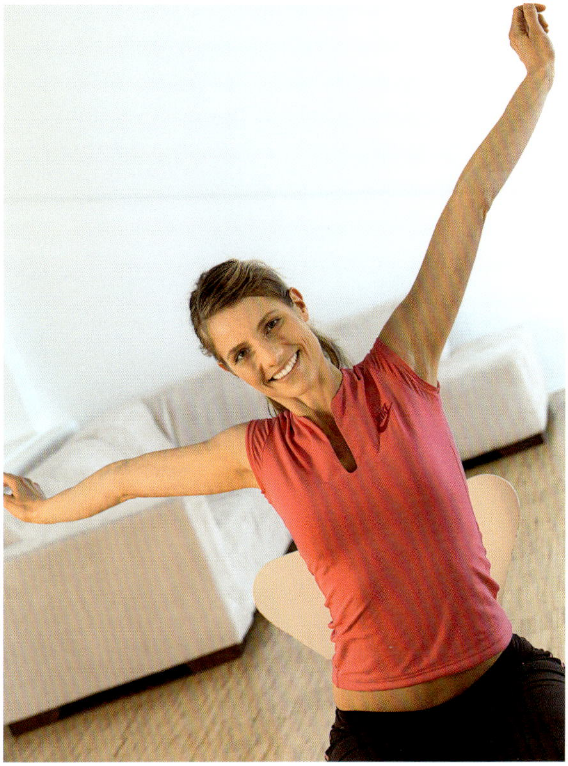

Nutzen Sie bewusst Ihren (tiefen) Atem, um die entspannenden und lösenden Wirkungen beim Üben noch zu erhöhen.

> Atmen Sie ein, wenn Sie Ihre Muskeln wieder entspannen, um in die Ausgangsstellung zurückzukehren (zum Beispiel, wenn Sie den Kopf wieder senken).

> Achten Sie in der isometrischen Phase der Übung, wenn Sie die Muskelspannung für acht Sekunden halten, besonders gut darauf, ruhig weiterzuatmen.

> Atmen Sie möglichst immer durch die Nase. Bei sehr anstrengenden Übungen können Sie falls nötig auch dazu übergehen, durch die Nase ein- und durch den Mund auszuatmen.

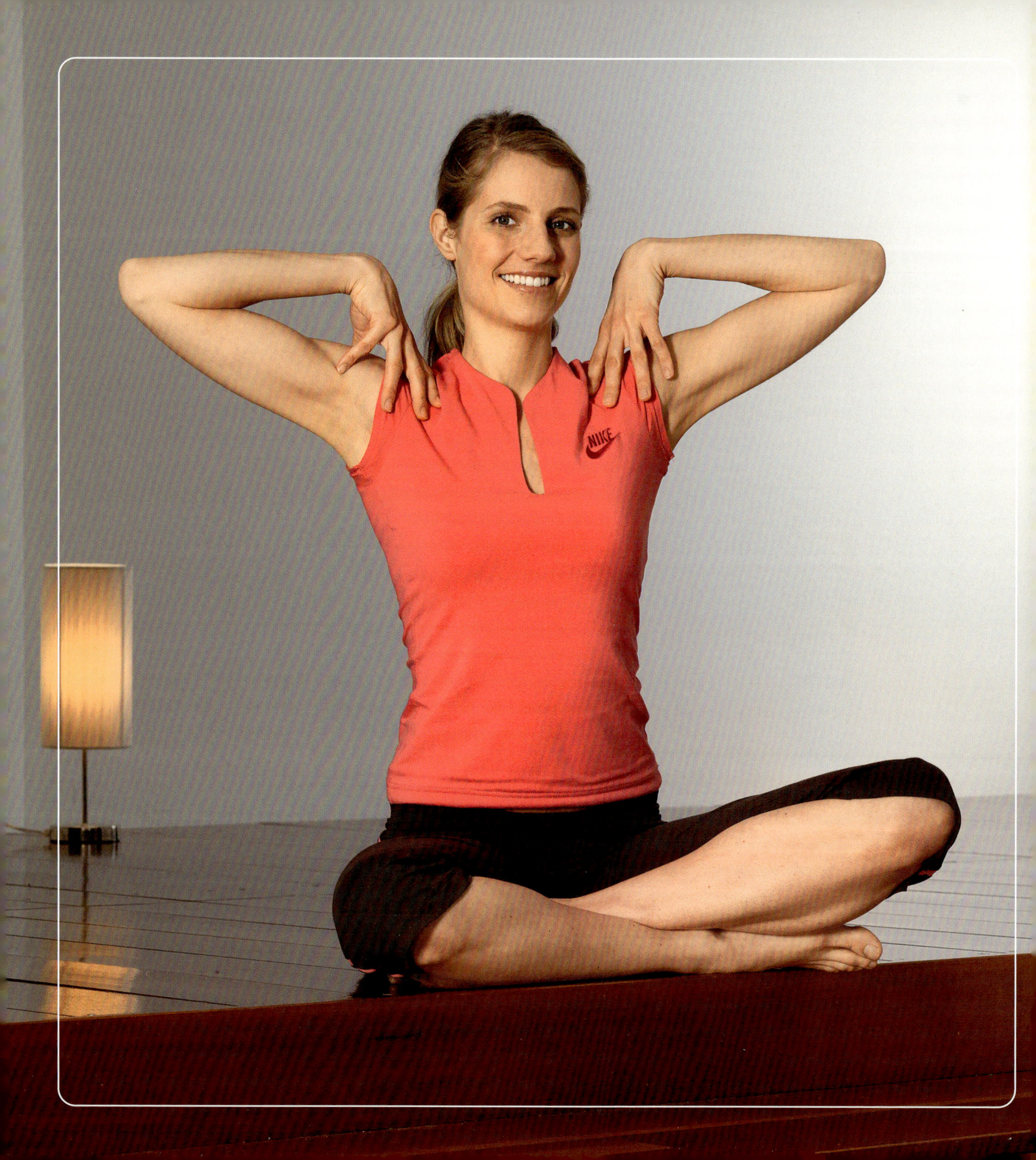

Los geht's!

Die besten Nacken-Quickies

Übung 1: Schulterkreisen 1

Was bewirkt die Übung?

> Das Schulterkreisen lockert die Schultern und macht sie wieder beweglicher.

> Das Beste daran ist, dass Sie die Übung praktisch jederzeit im Alltag einschieben können, um Verspannungen vorzubeugen.

Ausgangsstellung

> Diese Übung können Sie entweder im Stehen oder im Sitzen durchführen. Im Stehen stellen Sie Ihre Füße etwa hüftbreit nebeneinander. Im Sitzen lehnen Sie sich bitte nicht an, sondern halten Sie Ihren Rücken frei aufrecht, und stellen Sie beide Füße mit der ganzen Sohle etwa hüftbreit nebeneinander auf den Boden.

> Richten Sie Rücken und Kopf gerade auf: Spannen Sie die Bauchmuskeln leicht an, heben Sie das Brustbein an und dehnen Sie Ihren Nacken. Ziehen Sie dafür das Kinn leicht zurück und stellen Sie sich vor, dass Sie an der höchsten Stelle Ihres Kopfes sanft von einem Faden nach oben gezogen werden. Ihr Blick ist geradeaus gerichtet.

> Lassen Sie Ihre Arme locker neben dem Körper herabhängen. Die Arme bleiben während der ganzen Übung passiv. Die Bewegung darf nur mit der Kraft der Schultern durchgeführt werden.

Bitte beachten Sie

>> Legen Sie den Kopf während der Übung keinesfalls in den Nacken – er bleibt gerade aufgerichtet.

>> Respektieren Sie den natürlichen Bewegungsradius Ihrer Schultergelenke: Führen Sie die Bewegung langsam und behutsam durch und kreisen Sie nur so weit, wie es ohne Beschwerden möglich ist.

>> Halten Sie während der Übung Ihre Bauch- und Gesäßmuskeln bewusst angespannt, damit Sie nicht ins Hohlkreuz fallen.

So wird's gemacht

> Kreisen Sie die Schultern im Atemrhythmus zunächst fünf Mal vorwärts: Führen Sie sie beim Einatmen nach oben und nach vorne, dann beim Ausatmen sehr langsam nach unten und nach hinten zurück in die Ausgangsposition.

> Im Anschluss daran kreisen Sie fünf Mal auf dieselbe Weise rückwärts: Führen Sie die Schultern beim Einatmen nach oben, dann nach hinten, und beim Ausatmen nach unten und schließlich nach vorne.

> Zuletzt ziehen Sie die Schultern kräftig zu den Ohren und halten die Muskelspannung in dieser Position acht Sekunden lang an. Atmen Sie dabei gleichmäßig weiter.

> Danach lassen Sie Ihre Schultern sinken und entspannen sich. Nehmen Sie sich noch einige Atemzüge lang Zeit, um der Wirkung der Übung ein wenig nachzuspüren.

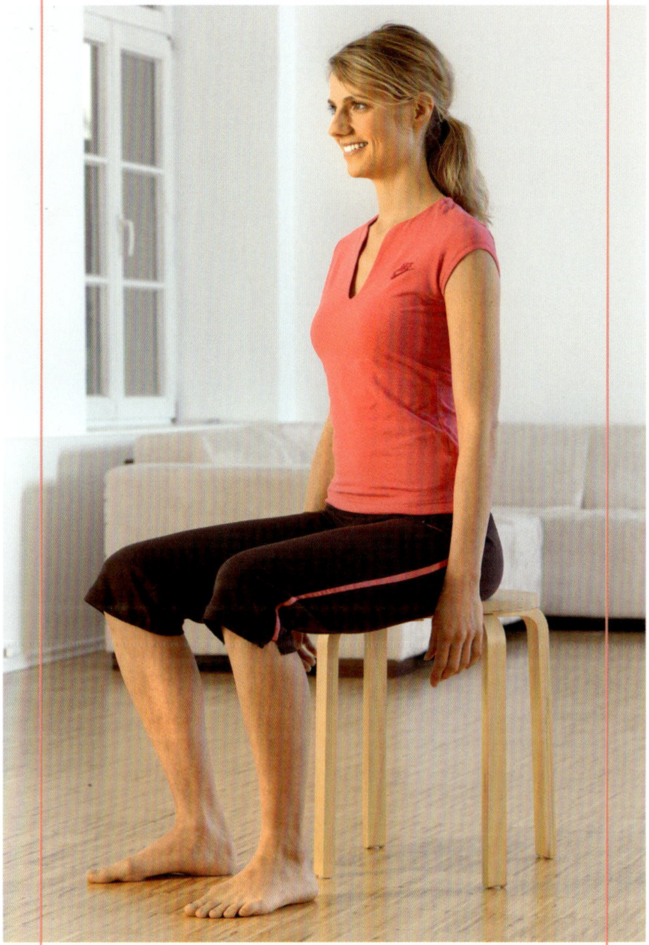

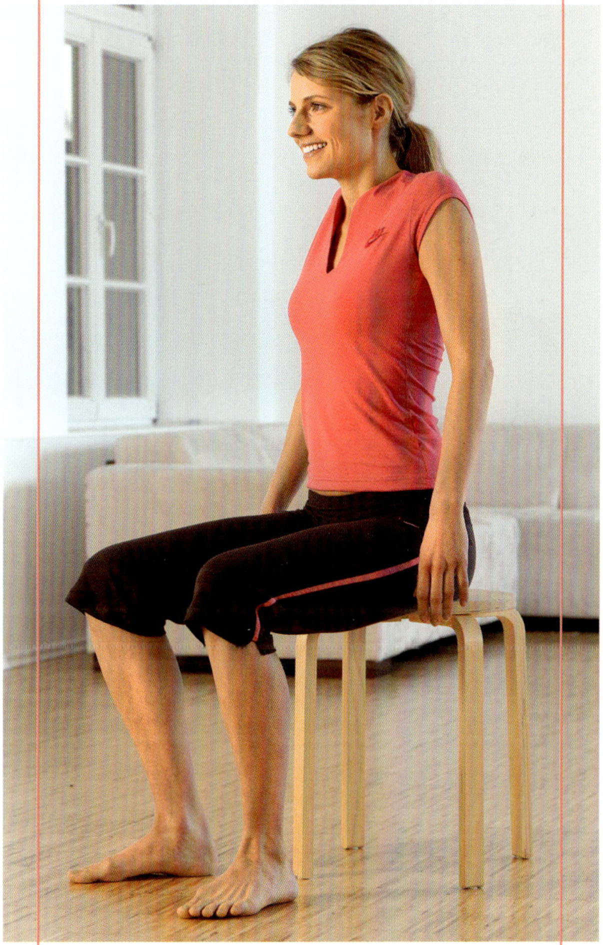

Übung 2: Schmetterling

Was bewirkt die Übung?

> Der Schmetterling lockert und entspannt die Schultermuskulatur und entlastet so auch den Nacken.

> Er eignet sich vor allem bei der Schreibtischarbeit gut als kleine Übung für zwischendurch, die vor schmerzhaften Verspannungen schützt.

Ausgangsstellung

> Die Übung wird im Sitzen durchgeführt und klappt auf dem Bürostuhl ebenso gut wie auf dem Sofa – Hauptsache, Sie können mit aufrechtem Rücken sitzen. Wenn Sie sich ganz an die Vorderkante setzen, können Sie Ihr Becken leichter aufrichten: Dadurch wird ganz automatisch auch der Rücken gerader.

> Spannen Sie die Bauch- und Gesäßmuskeln leicht an und ziehen Sie die Schulterblätter etwas nach hinten und unten.

> Halten Sie Ihren Kopf in natürlicher Verlängerung der Wirbelsäule aufrecht. Stellen Sie sich vor, dass Sie am höchsten Punkt des Kopfes sanft von einem Faden hochgezogen werden.

> Winkeln Sie Ihre Arme an und legen Sie Ihre Fingerspitzen locker auf Ihre Schultern. Heben Sie die Oberarme in die Waagerechte. Die Arme sind weit geöffnet, die Ellbogen zeigen nach außen. Die Brust wird dadurch gedehnt.

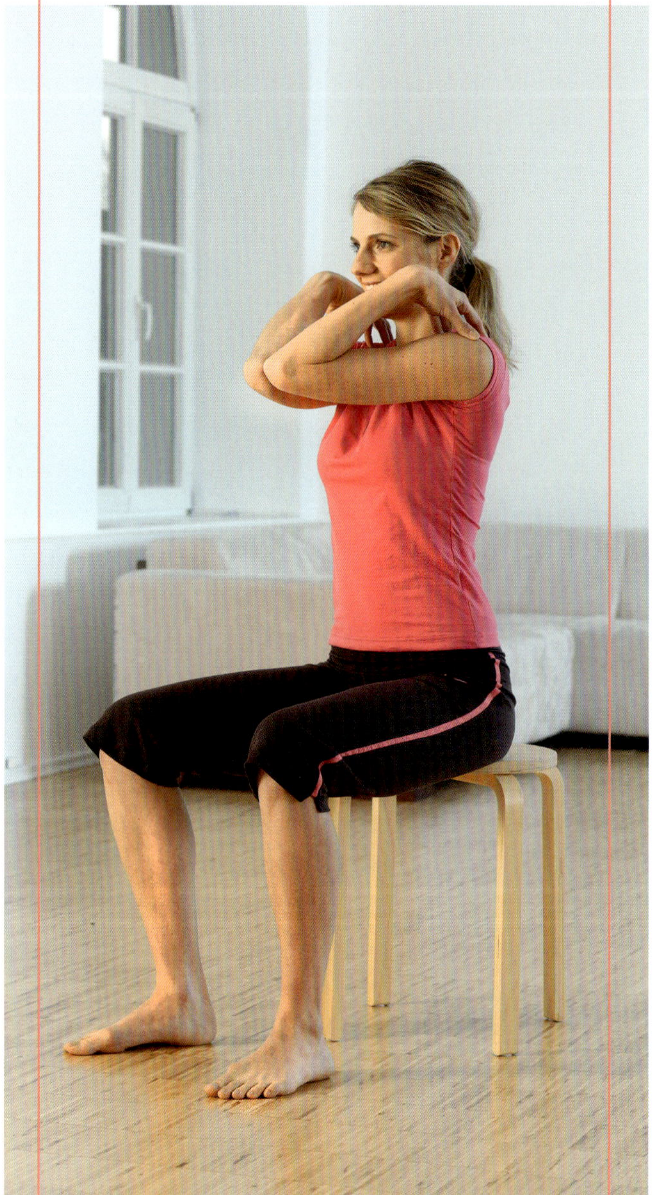

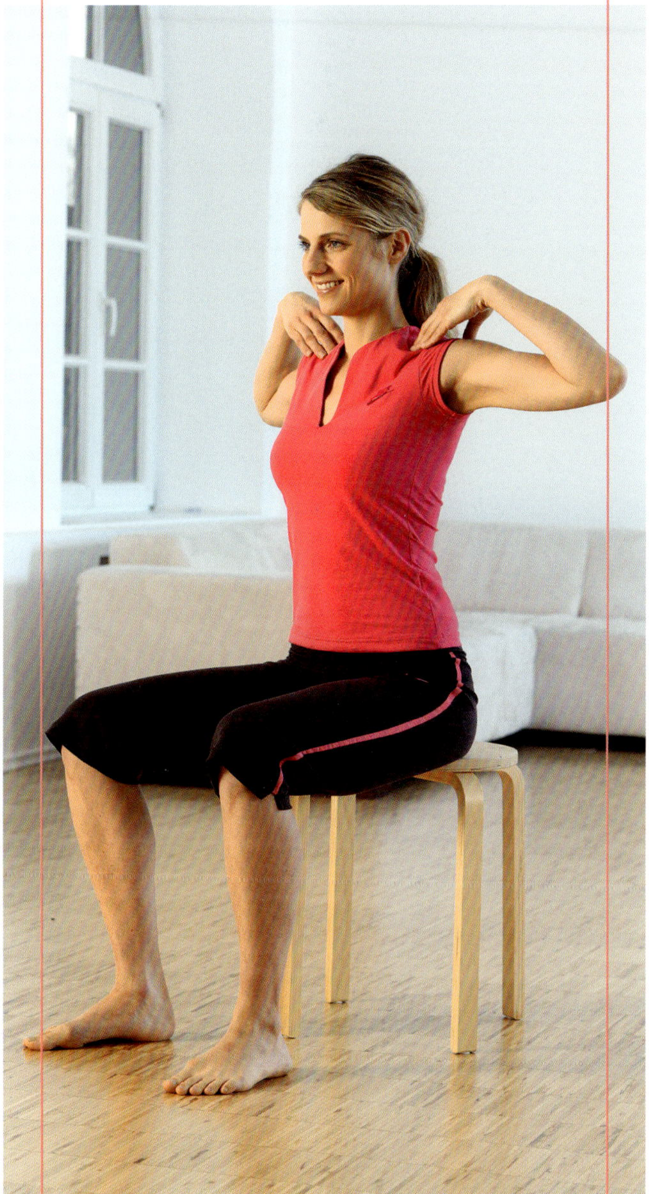

Bitte beachten Sie

- >> Achten Sie darauf, während der Übung keinesfalls die Schultern hochzuziehen. Halten Sie den Kopf in der Mitte.
- >> Führen Sie die Bewegung langsam und kontrolliert durch und achten Sie auf Ihren natürlichen Bewegungsradius.

So wird's gemacht

> Während Sie ausatmen, führen Sie die Ellbogen vor dem Körper zusammen, bis sie sich berühren. Die Oberarme bleiben dabei immer auf der horizontalen Ebene.

> Beim Einatmen führen Sie die Arme wieder langsam in die Ausgangsstellung zurück – der Brustkorb weitet sich.

> Nach der vierten Wiederholung öffnen Sie Ihre Oberarme nochmals so weit wie möglich zu den Seiten und halten die Muskelspannung acht Sekunden lang an.

> Danach lassen Sie die Arme sinken und lösen die Stellung auf. Schütteln Sie Ihre Arme ein wenig aus, schließen Sie die Augen und bleiben Sie noch kurz sitzen, um sich zu entspannen und der Wirkung der Übung nachzuspüren.

Übung 3: Kopfheben

Was bewirkt die Übung?

> Das Kopfheben kräftigt die Beugemuskulatur an der Vorderseite des Halses, die gemeinsam mit den Nackenmuskeln die Halswirbelsäule aufrecht hält. Besonders bei der Arbeit am Bildschirm sind diese Muskeln wichtig, um den Kopf in einer gut ausbalancierten Position zu halten – er wird dabei nämlich oft unbewusst in den Nacken gekippt.

Ausgangsstellung

> Diese Übung wird in der Rückenlage auf dem Boden durchgeführt. Benutzen Sie möglichst eine

Bitte beachten Sie

>> Die Bewegung wird allein von den Halsmuskeln durchgeführt – achten Sie darauf, nicht die Schultern hochzuziehen, und drücken Sie nicht mit den Armen zur Unterstützung gegen den Boden.

>> Der Nacken bleibt lang, das Kinn wird leicht angezogen (»Doppelkinn« machen).

>> Da die Übung sehr anstrengend werden kann, genügen oft schon zwei bis drei Wiederholungen.

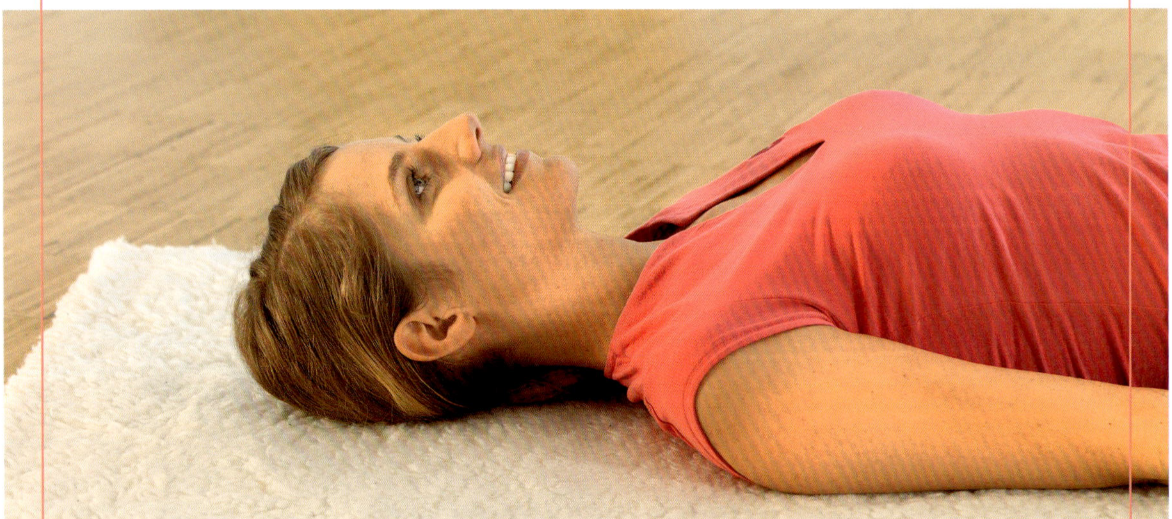

Übungsmatte als Unterlage, um Ihren Rücken zu schonen.

> Stellen Sie Ihre Füße etwa hüftbreit nebeneinander auf. Ihre Arme liegen locker ausgestreckt parallel neben dem Körper, die Handflächen zeigen nach oben.

> Ihr Kopf liegt in natürlicher Verlängerung der Wirbelsäule auf dem Boden. Der Blick ist zur Zimmerdecke gerichtet, das Kinn wird leicht zurückgezogen.

So wird's gemacht

> Beim Ausatmen heben Sie Ihren Kopf in Zeitlupe minimal vom Boden ab (zwei bis drei Zentimeter), bis Sie eine starke Spannung in den Halsmuskeln spüren. Die Schultern bleiben dabei auf dem Boden liegen.

> Beim Einatmen lassen Sie Ihren Kopf ebenso langsam zurück in die Ausgangsstellung sinken und legen ihn kurz auf dem Boden ab. Ihr Blick ist immer noch gerade nach oben gerichtet.

> Nach der vierten Wiederholung heben Sie Ihren Kopf nochmals in die Endstellung und halten die Muskelspannung acht Sekunden lang an. Atmen Sie dabei ruhig weiter.

> Danach lösen Sie die Spannung und lassen Ihren Kopf wieder auf den Boden sinken.

> Bleiben Sie nach dem Üben einige Atemzüge lang auf dem Rücken liegen und genießen Sie bewusst die Entspannung, während sie ihr im Körper nachspüren.

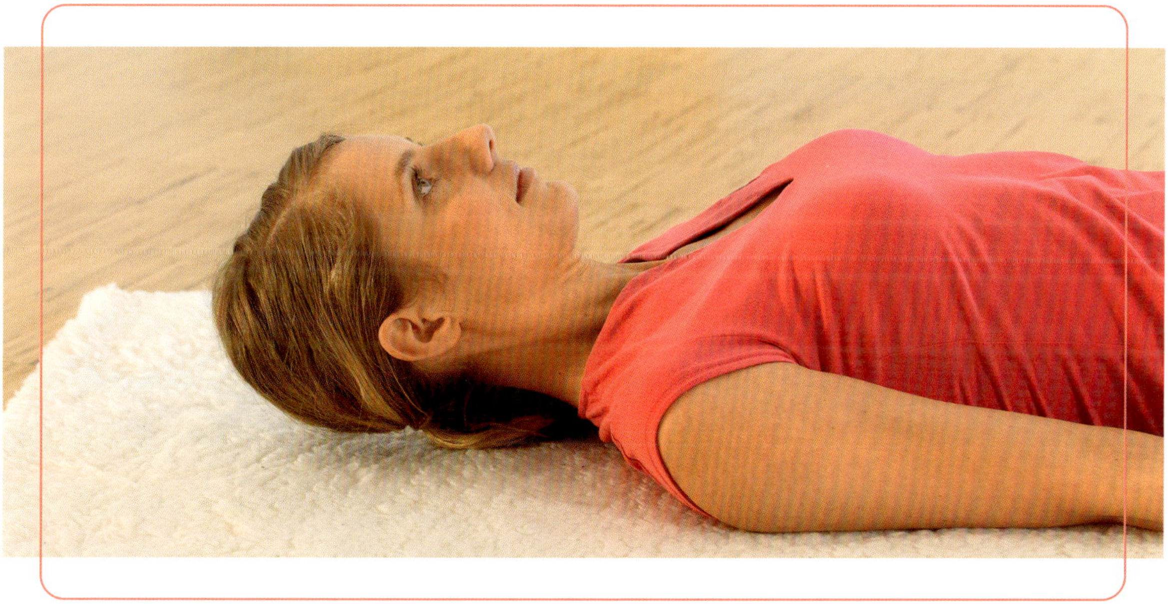

Übung 4: Arme strecken 1

Was bewirkt die Übung?

> Das Strecken der Arme entspannt den Schultergürtel und dehnt die Schulterblattmuskeln.

> Es sorgt vor allem dafür, dass die Schultern, die bei Verspannungen meist auch den Nacken in Mitleidenschaft ziehen, wieder locker werden.

Ausgangsstellung

> Diese Übung wird im Liegen durchgeführt. Benutzen Sie am besten eine gepolsterte, aber nicht zu weiche Unterlage wie eine Übungsmatte.

> Legen Sie sich auf den Rücken und winkeln Sie die Beine an. Ihre Füße sind etwa hüftbreit aufgestellt. Spannen Sie Ihre Bauchmuskeln leicht an, indem Sie den unteren Rücken sanft gegen den Boden drücken.

> Strecken Sie beide Arme senkrecht nach oben. Auch die Finger sind ausgestreckt, die Fingerspitzen weisen zur Decke, die Handflächen zueinander.

So wird's gemacht

> Strecken Sie den linken Arm einatmend langsam nach oben, als wollten Sie die Decke berühren; die linke Schulter hebt sich etwas vom Boden ab.

> Halten Sie die Dehnung einige Sekunden und lassen Sie das ganze Schulterblatt mit dem Ausatmen sanft zurückfallen.

> Dann heben Sie die rechte Schulter vom Boden ab – strecken Sie den Arm weit nach oben in Richtung Decke. Die Dehnung kurz halten und wieder fallen lassen.

> Wiederholen Sie die Übung abwechselnd mit der linken und rechten Schulter jeweils viermal. Halten Sie die Dehnung abschließend noch einmal mit jedem Arm jeweils acht Sekunden, ohne den Atem dabei anzuhalten.

> Zuletzt strecken Sie Ihre Arme neben Ihrem Körper auf dem Boden aus und entspannen sich einige Atemzüge lang, während Sie der Wirkung in Ihrem Körper nachspüren.

Bitte beachten Sie

>> Die Bewegung kommt bei dieser Übung nur aus den Schultern – Kopf und Nacken bleiben entspannt auf dem Boden liegen.

>> Achten Sie darauf, Ihre Arme wirklich senkrecht nach oben zu strecken und ziehen Sie Ihre Schultern dabei keinesfalls zum Kopf.

>> Halten Sie während der gesamten Übung Ihre Bauchmuskeln in leichter Spannung, damit Sie nicht ins Hohlkreuz kommen.

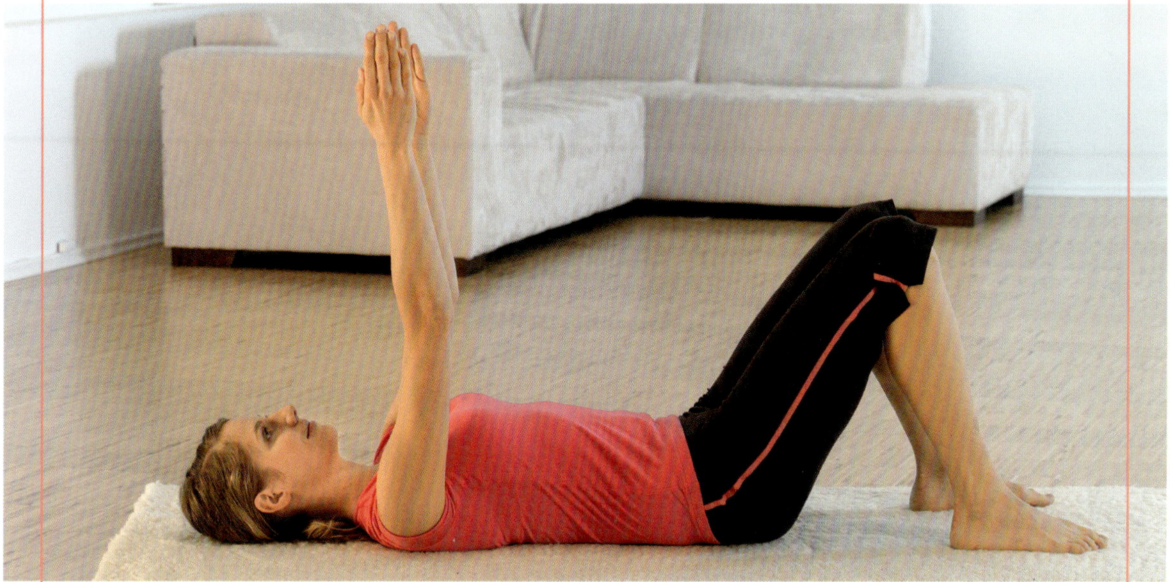

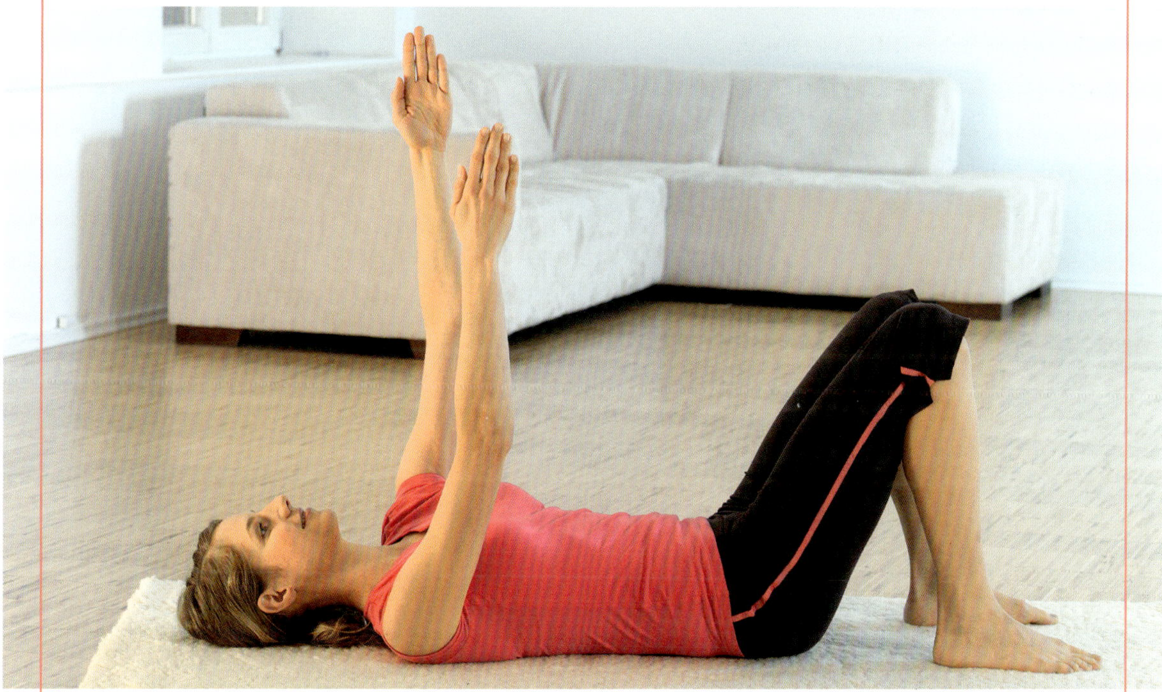

Übung 5: Nackenrollen 1

Was bewirkt die Übung?

> Das Nackenrollen dehnt und lockert die Halsmuskeln, die für das Drehen des Kopfes zuständig sind.

> Zudem erweitert es den Bewegungsradius des Halses und damit die Flexibilität des gesamten Nackens.

Ausgangsstellung

> Diese Übung wird im Sitzen durchgeführt und sie eignet sich fürs Sofa ebenso wie für den Bürostuhl.

> Setzen Sie sich aufrecht hin und spannen Sie die Bauchmuskeln leicht an, um nicht ins Hohlkreuz zu fallen. Ihre Arme hängen entspannt neben dem Körper herab, die Hände liegen locker auf den Oberschenkeln.

> Richten Sie Ihren Nacken auf: Ziehen Sie das Kinn leicht zum Hals, und stellen Sie sich vor, Sie werden am höchsten Punkt Ihres Kopfes sanft nach oben gezogen. Ihr Blick ist gerade nach vorne gerichtet.

Bitte beachten Sie

>> Bei dieser Übung ist es besonders wichtig, dass Sie Ihre natürliche Dehngrenze beachten: Die Dehnung darf zu spüren sein, aber nicht schmerzen!

>> Drehen Sie den Kopf keinesfalls so weit wie möglich zur Seite, sondern nur so weit, bis Sie eine leichte Dehnung spüren. Eine zu starke Dehnung führt dazu, dass sich die Muskeln in einem Schutzreflex gleich wieder anspannen.

>> Brechen Sie die Übung ab, falls Ihnen schwindelig wird.

>> Achten Sie darauf, während der Übung nicht die Schultern hochzuziehen und das Drehen des Kopfes ohne Ausweichbewegungen durchzuführen.

So wird's gemacht

> Atmen Sie aus, während Sie Ihren Kopf langsam und behutsam nach links drehen, bis Sie die Dehnung in der rechten Seite des Halses spüren können.

> Beim Einatmen lösen Sie die Dehnung langsam wieder und drehen den Kopf zurück in die Mittelposition.

> Nach der vierten Wiederholung halten Sie die Dehnung acht Sekunden lang. Atmen Sie dabei ruhig und gleichmäßig weiter.

> Danach bewegen Sie Ihren Kopf zurück in die Mittelstellung. Bleiben Sie kurz entspannt sitzen und spüren Sie der Wirkung der Übung nach, bevor Sie sie zur anderen Seite wiederholen.

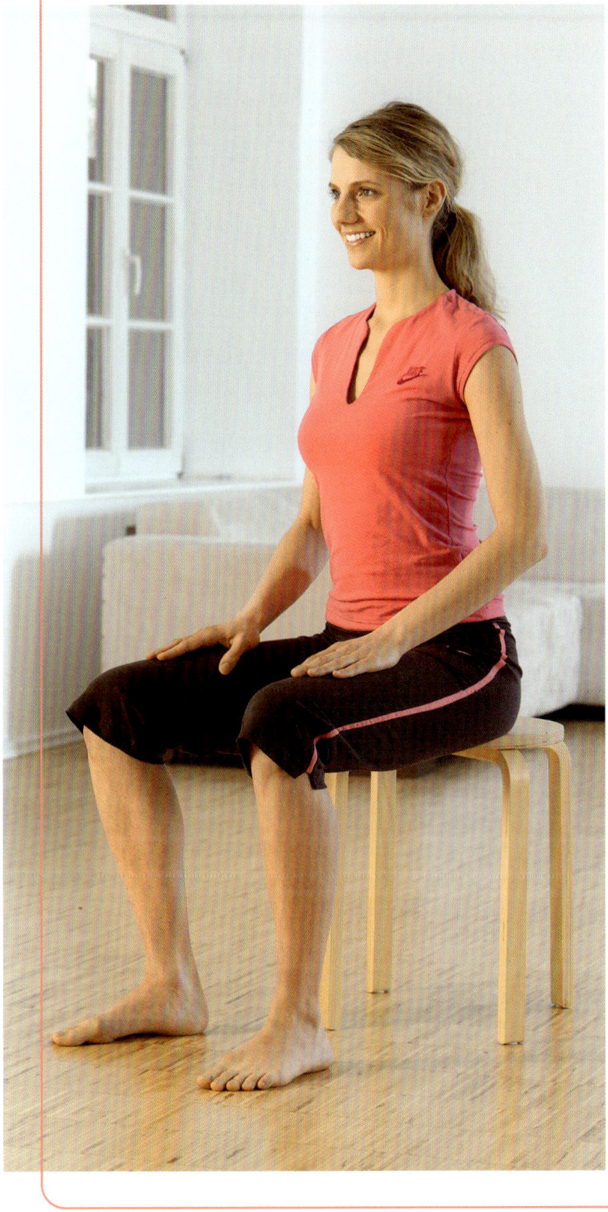

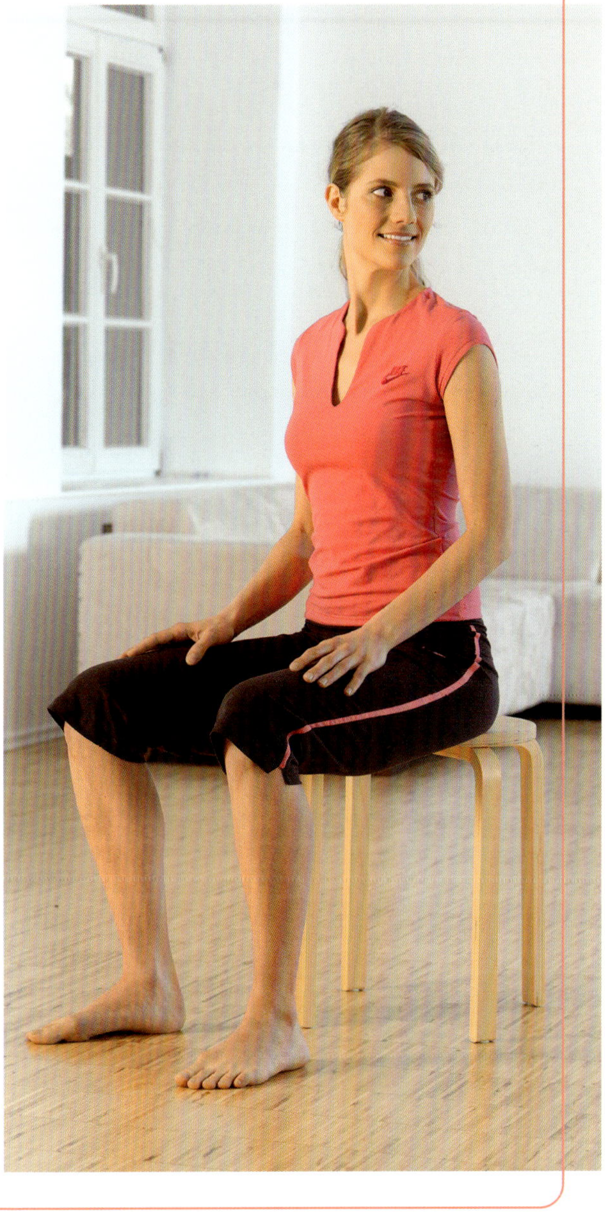

Übung 6: Nackenrollen 2

Was bewirkt die Übung?

> Diese Variante des Nackenrollens trainiert die Kopfwendermuskeln. Sie ist besonders leicht auszuführen, da der Kopf dabei nicht aus eigener Kraft aufrecht gehalten werden muss.

Ausgangsstellung

> Diese Übung wird in der Rückenlage durchgeführt. Bett wie Boden bieten sich als Unterlagen an, sollten aber weder zu weich sein, da dann der Kopf zu stark einsinkt, noch zu hart – am Boden also am besten eine Übungsmatte unterlegen.

> Winkeln Sie Ihre Beine an und stellen Sie die Füße etwa hüftbreit nebeneinander auf. Ihre Arme liegen locker ausgestreckt neben dem Körper, die Handflächen zeigen nach oben. Ihr Blick ist gerade nach oben zur Zimmerdecke gerichtet.

> Ziehen Sie das Kinn leicht in Richtung Hals (machen Sie ein »Doppelkinn«), sodass der Nacken sanft gedehnt ist.

So wird's gemacht

> Atmen Sie aus und rollen Sie langsam und in einer gleichmäßigen Bewegung Ihren Kopf nach links, bis Sie eine Dehnung an der rechten Seite des Halses spüren.

> Beim Einatmen lösen Sie die Dehnung wieder und rollen den Kopf zurück in die Mittelposition.

> Nach der vierten Wiederholung rollen Sie Ihren Kopf noch ein letztes Mal nach links und halten die Dehnung acht Sekunden lang. Atmen Sie dabei ruhig und gleichmäßig weiter.

> Dann drehen Sie Ihren Kopf zurück in die Mitte. Bleiben Sie einige Atemzüge lang entspannt liegen und spüren Sie der Wirkung der Dehnung nach, bevor Sie die Übung zur rechten Seite wiederholen und die Dehnung ebenfalls acht Sekunden halten.

Bitte beachten Sie

>> Führen Sie die Übung wie in Zeitlupe durch und beachten Sie Ihre natürliche Dehngrenze – die Dehnung darf zu spüren sein, aber auf keinen Fall schmerzen! Eine zu starke Dehnung führt dazu, dass sich die Muskeln in einem Schutzreflex gleich wieder anspannen.

>> Brechen Sie die Übung ab, falls Ihnen schwindelig wird.

>> Ihre Schultern bleiben während der gesamten Übung entspannt auf dem Boden liegen.

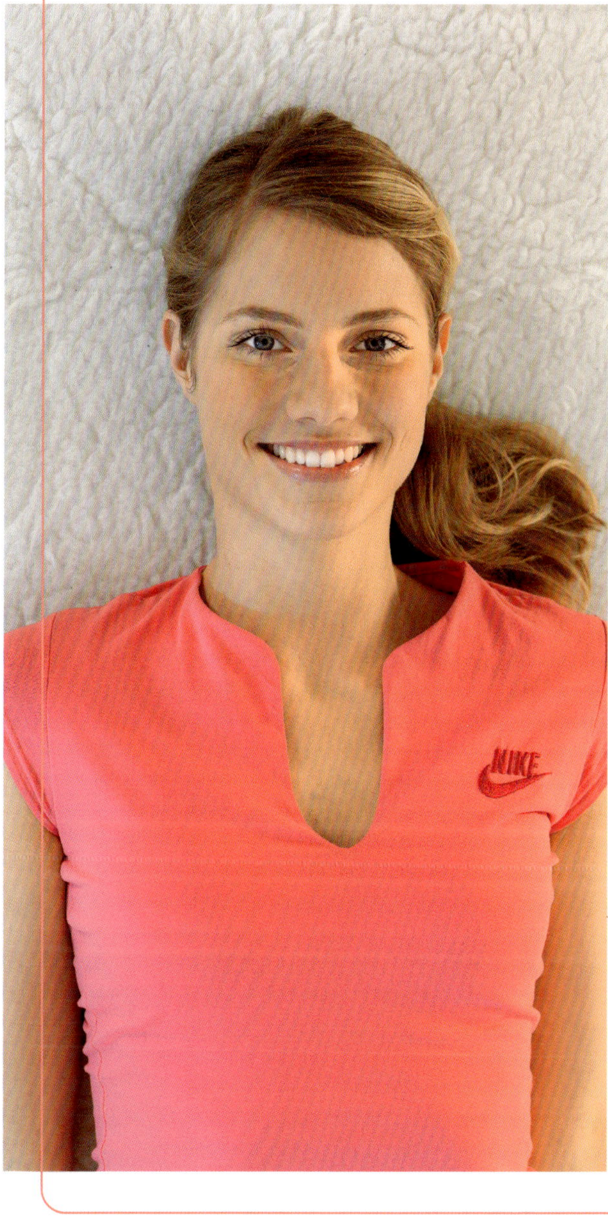

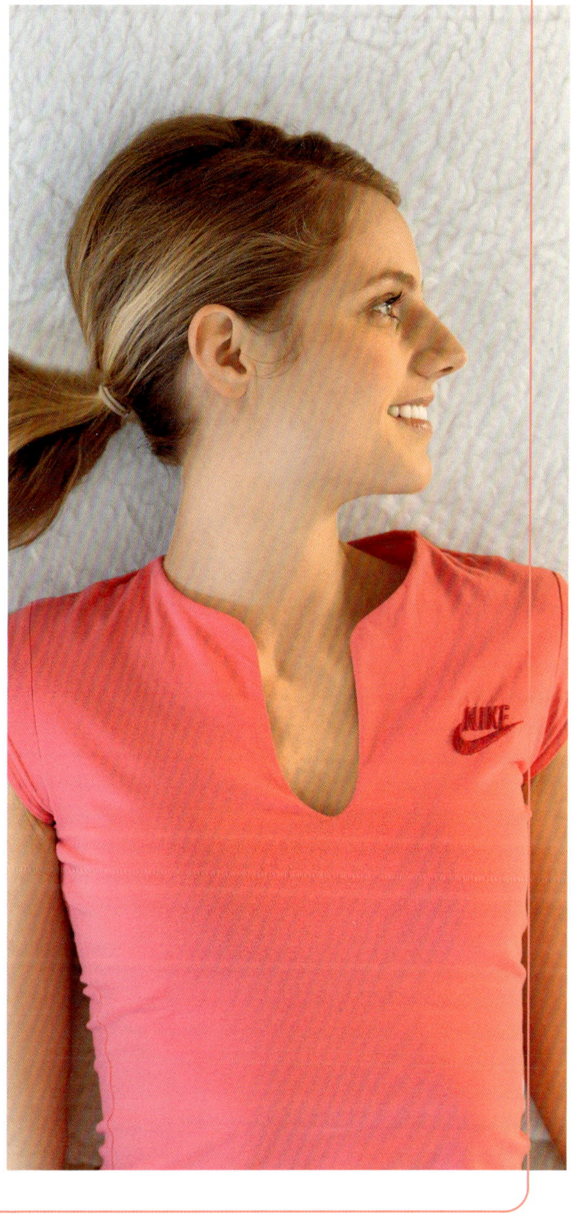

Übung 7: Schultern heben und loslassen

Was bewirkt die Übung?

> Das Heben und Loslassen der Schultern eignet sich besonders dafür, auch zwischendurch die Spannung in den Schultermuskeln zu reduzieren.

> Durch das bewusste Anspannen entspannen sich die Muskeln beim Loslassen umso tiefer. So können Sie auch schmerzhaften Verspannungen vorbeugen.

Ausgangsstellung

> Diese Übung können Sie sowohl im Sitzen als auch im Stehen durchführen. Wichtig ist nur, dass Sie sich beim Sitzen nicht anlehnen, sondern Ihren Rücken frei aufrichten, und dass Ihre Arme entspannt neben dem Körper herabhängen.

> Falls Sie sitzen, stellen Sie Ihre Füße etwa hüftbreit nebeneinander auf dem Boden auf. Auch im Stehen stellen Sie Ihre Füße hüftbreit nebeneinander und verteilen Ihr Körpergewicht gleichmäßig auf beiden Beinen.

> Richten Sie Ihren Rücken auf und lassen Sie Ihre Arme locker neben dem Körper hängen. Spannen Sie die Bauchmuskeln leicht an – so ist es einfacher, den Rücken gerade zu halten, ohne ins Hohlkreuz zu fallen.

> Ihr Kopf ist in natürlicher Verlängerung der Wirbelsäule aufgerichtet und Ihr Blick nach vorne gerichtet.

Bitte beachten Sie

>> Im Unterschied zu anderen Übungen wird hier die Muskelspannung beim Einatmen aufgebaut und beim Ausatmen plötzlich losgelassen, was in diesem Fall die entspannende Wirkung noch vertieft.

>> Wenn Sie möchten, können Sie die Augen schließen, um ganz bei sich zu sein. Achten Sie aber darauf, Ihren Kopf weiterhin aufgerichtet zu halten.

>> Führen Sie die Bewegung nur aus den Schultern heraus durch – Ihre Arme hängen locker neben dem Körper. Ziehen Sie keinesfalls den Kopf in den Nacken.

So wird's gemacht

> Atmen Sie ein, während Sie beide Schultern gleichmäßig und in Zeitlupe so weit wie möglich nach oben heben. Ziehen Sie die Schultern nicht nach vorne, sondern gerade nach oben, in Richtung Ihrer Ohrläppchen.

> Atmen Sie kräftig durch den Mund aus und lassen Sie zugleich beide Schultern locker nach unten fallen. Stellen Sie sich vor, wie Sie mit dem Ausatmen auch die letzten Reste von Anspannung einfach loslassen.

> Bei der letzten Wiederholung ziehen Sie die Schultern nochmals in die Endstellung und halten die Muskelspannung für acht Sekunden. Atmen Sie dabei tief und ruhig weiter.

> Zuletzt lassen Sie die Schultern wieder sinken und lösen die Spannung. Bleiben Sie noch einige Atemzüge lang stehen oder sitzen und spüren Sie der Entspannung in Ihren Schultern nach.

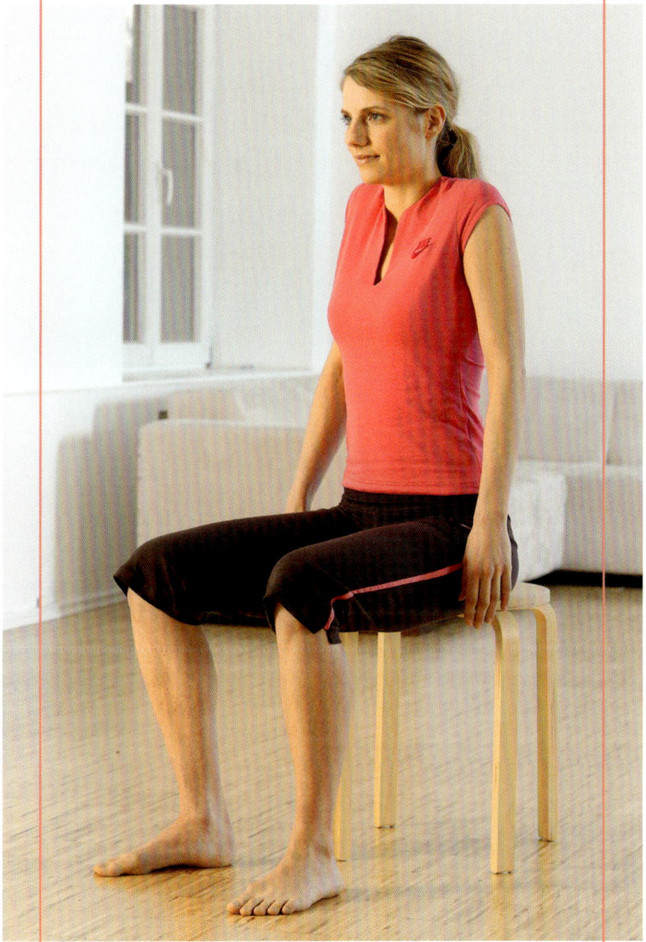

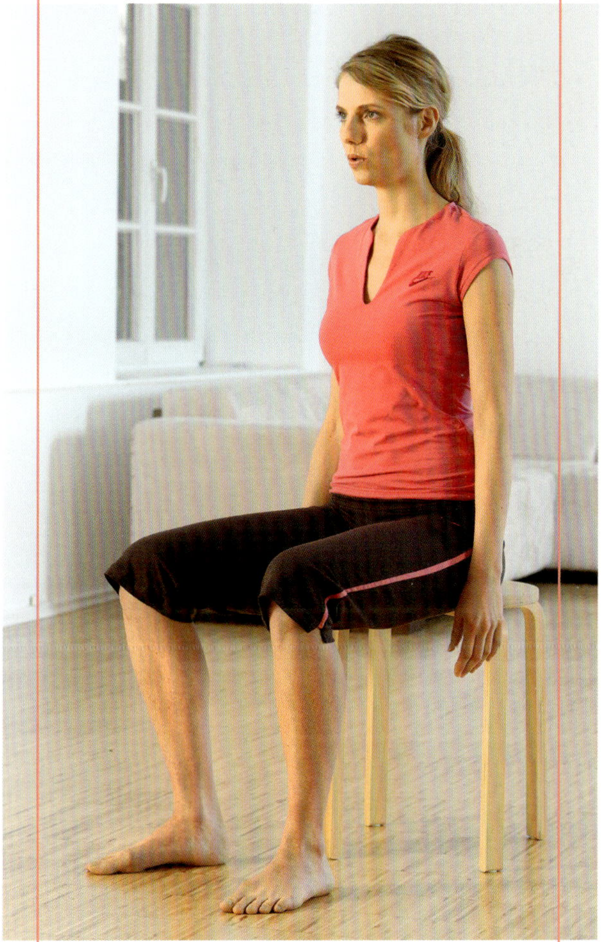

Übung 8: Nacken dehnen

Was bewirkt die Übung?

> Diese Übung dehnt die seitlichen Nackenmuskeln, die auf Überlastung rasch mit schmerzhaften Verspannungen reagieren.

> Die Dehnung wirkt auf sanfte Weise einer An- oder Verspannung entgegen und sorgt dafür, dass der Nacken wieder flexibel wird.

Ausgangsstellung

> Diese Übung wird im Sitzen durchgeführt. Sie benötigen dafür einen Stuhl oder Hocker, bei dem Sie seitlich unter die Sitzfläche greifen können – Ihr Sofa ist deswegen leider ungeeignet.

> Richten Sie Ihren Rücken auf und spannen Sie die Bauchmuskeln leicht an. Ihre Arme hängen locker neben dem Körper herab.

> Greifen Sie mit den Fingern der linken Hand neben Ihrem Gesäß unter die Stuhlkante und halten Sie sich an dieser fest. Heben Sie Ihre rechte Hand und legen Sie die Handfläche auf den höchsten Punkt Ihres Kopfes. Ihr rechter Ellbogen ist dabei seitlich nach außen gerichtet.

> Drehen Sie Ihren Kopf um etwa 45 Grad nach rechts, sodass Ihr Blick schräg zur Seite gerichtet ist, ohne den Kopf dabei in den Nacken zu legen.

Bitte beachten Sie

>> Führen Sie die Übung langsam und behutsam durch und beachten Sie Ihre natürliche Dehngrenze – die Dehnung sollte spürbar sein, darf aber auf keinen Fall schmerzen! Eine zu starke Dehnung führt dazu, dass sich die Muskeln in einem Schutzreflex gleich wieder anspannen.

>> Benutzen Sie für die Bewegung nur Ihren Arm: Ihr Kopf wird passiv bewegt, ohne aktive Beteiligung der Hals- oder Nackenmuskeln.

>> Achten Sie darauf, nicht die Schultern hochzuziehen: Vor allem auf der Seite des Arms, der die Dehnung durchführt, passiert das oft unbewusst.

So wird's gemacht

> Atmen Sie aus und ziehen Sie dabei Ihren Kopf langsam und sanft mit der rechten Hand nach unten. Ihr Kopf neigt sich dabei zur rechten Schulter – die Schultern selbst bleiben entspannt. Halten Sie die Dehnung über mehrere Atemzüge.

> Mit einer Einatmung lösen Sie die Dehnung vorsichtig wieder, indem Sie den Kopf zur Mitte zurückführen.

> Lassen Sie Ihre Arme wieder entspannt neben dem Körper herabhängen und spüren Sie kurz der Übung nach, bevor Sie sie dann auch zur linken Seite wiederholen. Achten Sie bei der Dehnung darauf, dass der untere Arm gestreckt bleibt und der Kopf nicht zu weit gedreht wird.

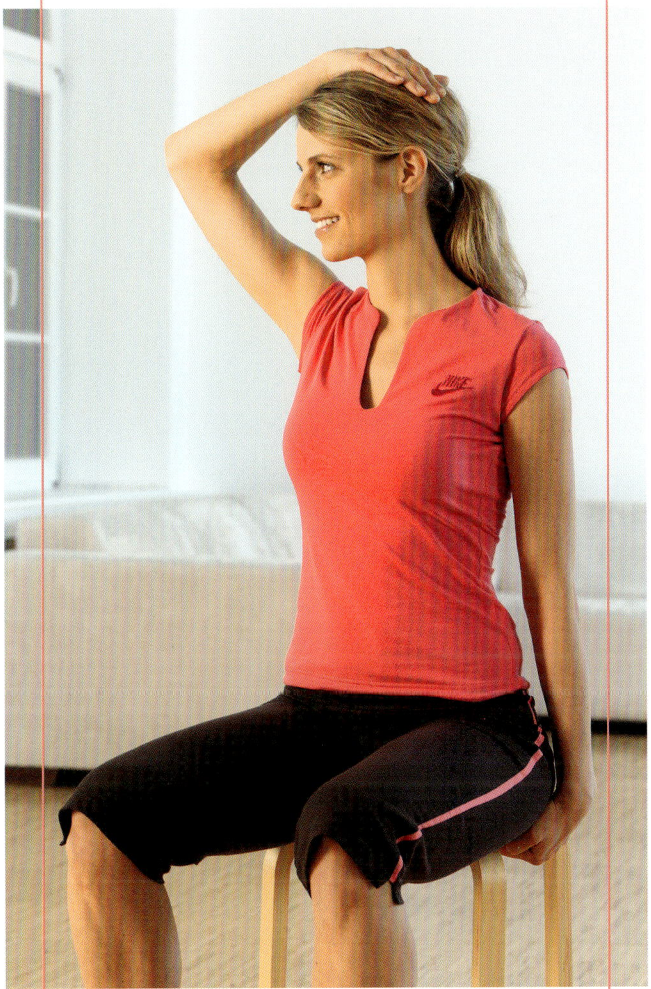

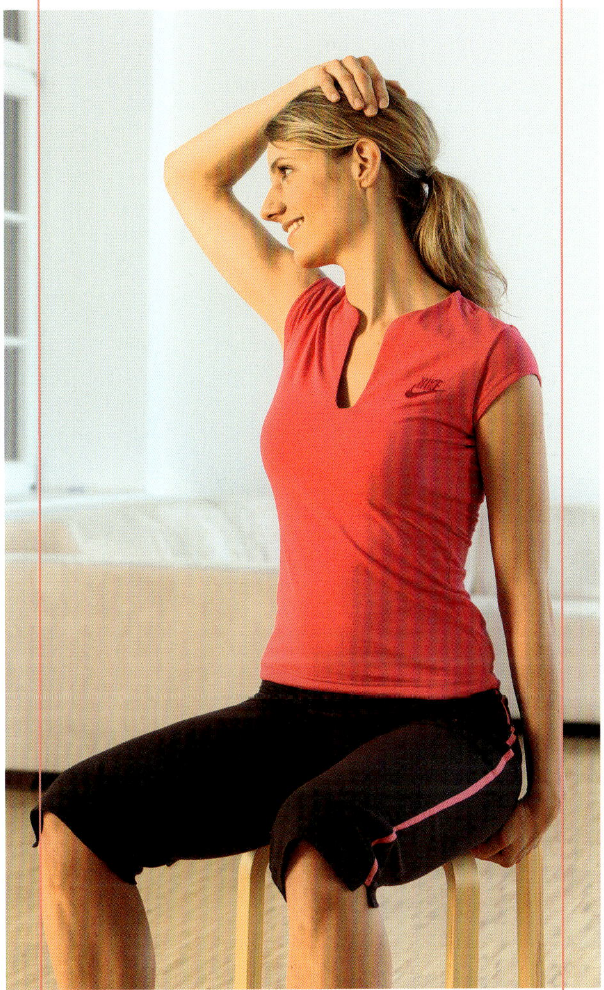

Übung 9: Schultern kräftigen

Was bewirkt die Übung?

> Diese Übung stabilisiert und kräftigt sowohl Bauch- und Rücken- als auch Schultermuskeln.

> Sie trainiert dabei insbesondere die Muskeln, die wichtig sind, um die Arme nackenschonend vor dem Körper zu heben.

Ausgangsstellung

> Durchgeführt wird die Übung im Vierfüßlerstand. Trainieren Sie am besten auf dem Boden. Ein weicher Teppich oder eine Matte als Unterlage sind ideal und erleichtern das Üben.

Bitte beachten Sie

>> Führen Sie die Bewegung langsam und kontrolliert durch und heben Sie den Arm auf keinen Fall mit Schwung an.

>> Achten Sie darauf, nicht die Schultern hochzuziehen.

>> Kopf und Rücken bilden während der gesamten Übung eine Linie.

>> Bei Kniebeschwerden legen Sie ein weiches Kissen unter. Bei Schmerzen brechen Sie die Übung ab.

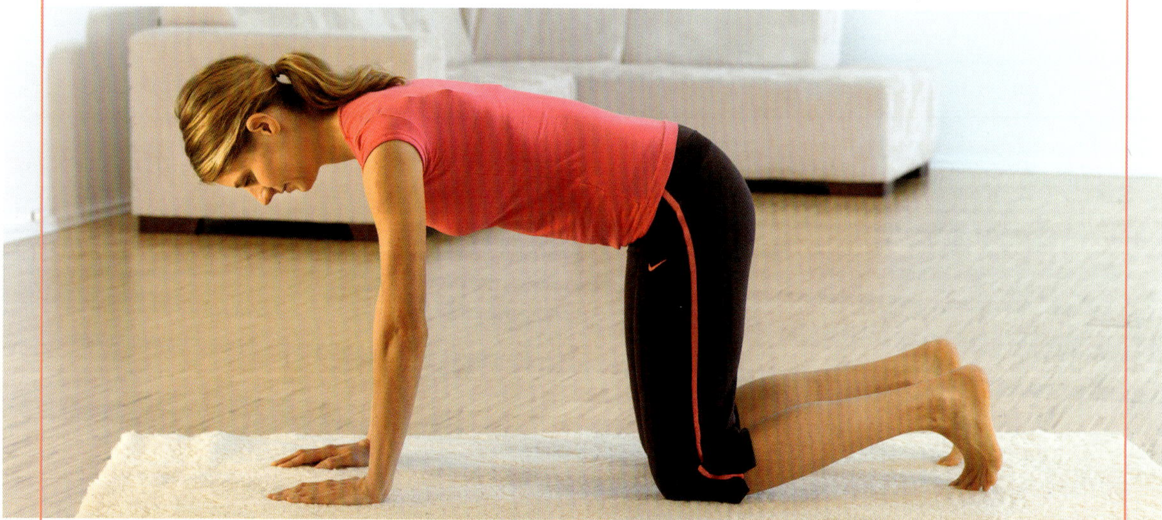

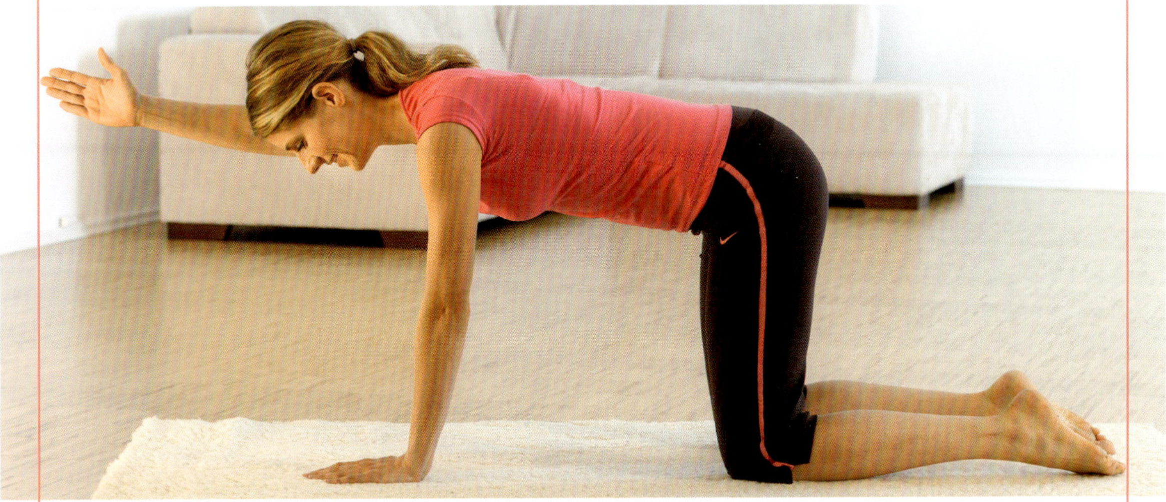

> Lassen Sie sich auf die Knie und Handflächen nieder. Ihre Knie sind etwa hüftbreit geöffnet, die Oberschenkel stehen senkrecht unter der Hüfte. Ihre Unterschenkel liegen parallel nebeneinander und die Zehenspitzen sind aufgestellt oder gestreckt.

> Ihre Hände befinden sich direkt unter Ihren Schultern. Strecken Sie Ihre Ellbogen nicht völlig durch, um die Gelenke zu schonen. Ihre Fingerspitzen zeigen nach vorne.

> Rücken und Kopf bilden eine gerade Linie, Ihr Blick ist auf den Boden gerichtet. Es fällt leichter, den Rücken gerade zu halten, wenn Sie die Bauch- und Gesäßmuskeln leicht anspannen und die Schulterblätter zur Wirbelsäule sowie in Richtung Gesäß ziehen.

> Vermeiden Sie es bei dieser Übung vor allem, den Kopf in den Nacken zu ziehen.

So wird's gemacht

> Beim Ausatmen heben Sie Ihren gestreckten rechten Arm langsam nach vorne bis in die Waagerechte. Der Daumen zeigt dabei Richtung Decke, die Finger werden aktiv nach vorne gestreckt.

> Wenn Sie wieder einatmen, lassen Sie Ihren Arm bis knapp über dem Boden sinken, setzen die Hand jedoch nicht auf.

> Nach der vierten langsamen Wiederholung heben Sie nochmals Ihren Arm in die Endstellung und halten diese acht Sekunden lang. Atmen Sie, während Sie den Arm ausstrecken, ruhig und gleichmäßig weiter.

> Zuletzt kehren Sie in den Vierfüßlerstand zurück. Entspannen Sie sich kurz – wenn Sie möchten, können Sie dazu in den Fersensitz gehen – und spüren Sie der Übung nach. Anschließen wiederholen Sie sie mit dem linken Arm.

Übung 10: Schultern lockern

Was bewirkt die Übung?

> Dies ist eine einfache, aber wirkungsvolle Übung, um die Schultergelenke zu lockern und beweglicher zu machen.

> Sie dehnt und entspannt die Schultermuskeln und lässt sich besonders gut als kleine Auflockerung zwischendurch einschieben.

Ausgangsstellung

> Die Übung wird im Stehen durchgeführt und eignet sich für jeden Ort, an dem Sie genügend Platz haben, um Ihre Arme zu beiden Seiten auszustrecken.

> Stellen Sie Ihre Füße hüft- bis schulterbreit nebeneinander und richten Sie Ihren Rücken auf. Spannen Sie dafür die Bauchmuskeln leicht an und ziehen Sie Ihre Schulterblätter nach hinten und unten.

> Ihr Kopf ist in natürlicher Verlängerung der Wirbelsäule gerade aufgerichtet. Stellen Sie sich vor, dass Sie am höchsten Punkt Ihres Scheitels sanft nach oben gezogen werden, und nehmen Sie das Kinn etwas zurück.

> Strecken Sie die Arme waagerecht zu den Seiten aus, sodass sie mit den Schultern eine gerade Linie bilden. Auch Ihre Finger weisen gestreckt zu den Seiten. Ihre Handflächen zeigen zum Boden. Stellen Sie sich vor, Sie wollten Ihre »Flügel« ausbreiten.

So wird's gemacht

> Während Sie ausatmen, drehen Sie beide Arme gleichzeitig langsam im Schultergelenk, sodass die Handflächen nach vorne und schließlich nach oben zeigen. Drehen Sie die Arme nur so weit, wie es problemlos möglich ist.

> Beim Einatmen bewegen Sie Ihre Arme ebenso langsam zurück in die Ausgangsstellung.

> Nach der letzten Wiederholung drehen Sie Ihre Arme nochmals so weit wie möglich in die Endstellung und halten diese acht Sekunden lang. Atmen Sie dabei gleichmäßig weiter.

> Dann lösen Sie die Stellung auf und lassen Ihre Arme sinken. Schütteln Sie sie kurz aus und spüren Sie noch einige Sekunden entspannt nach.

Bitte beachten Sie

>> Beachten Sie Ihre Dehngrenzen: Die Drehung soll zu spüren, aber keinesfalls schmerzhaft sein.

>> Achten Sie während der gesamten Übung darauf, keinesfalls die Schultern anzuspannen. Ziehen Sie Ihre Schulterblätter bewusst nach hinten und unten. Die Bewegung erfolgt in den Schultergelenken.

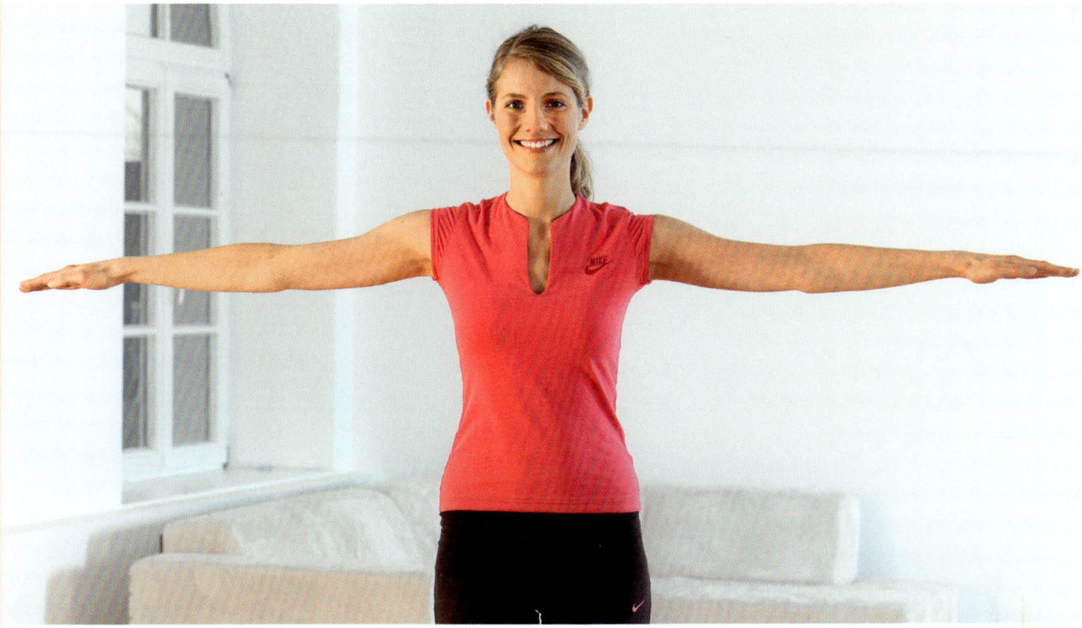

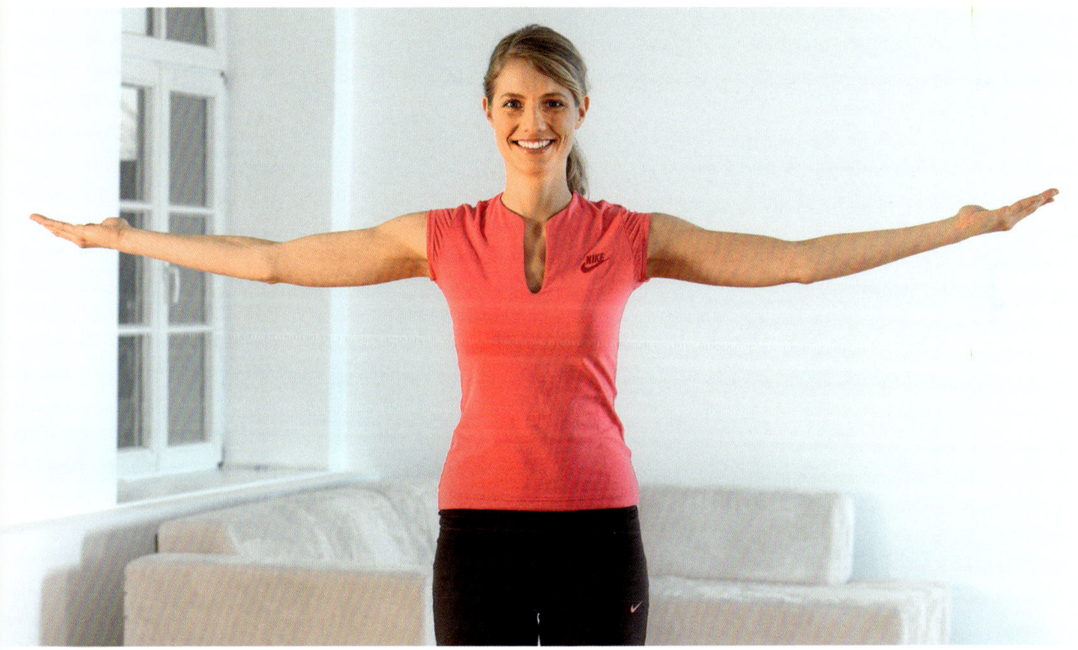

Übung 11: Stabilisierung der Halswirbelsäule 1

Was bewirkt die Übung?

> Diese Übung trainiert diejenigen Muskeln, die die Halswirbelsäule in seitlicher Richtung stabilisieren.

> Gemeinsam mit der Übung »Stabilisierung der Halswirbelsäule 2« (Seite 52/53) sorgt sie dafür, dass die Halswirbelsäule rundum besser gestützt wird.

Ausgangsstellung

> Diese Übung wird im Sitzen durchgeführt. Setzen Sie sich aufrecht auf einen Stuhl und spannen Sie die Bauchmuskeln leicht an – so können Sie den Rücken besser gerade halten und fallen nicht ins Hohlkreuz.

> Richten Sie Ihren Nacken auf: Ziehen Sie Ihr Kinn leicht zurück und stellen Sie sich vor, dass Sie am höchsten Punkt Ihres Scheitels sanft nach oben gezogen werden. Ihr Blick ist entspannt geradeaus gerichtet.

> Ihre Arme hängen locker neben dem Körper herab, die Hände ruhen auf Ihren Oberschenkeln. Heben Sie dann die rechte Hand und legen Sie Ihre Finger flach an die rechte Seite des Kopfes.

So wird's gemacht

> Atmen Sie aus und drücken Sie mit Ihren Fingern sanft gegen den Kopf – so, als wollten Sie ihn nach links schieben, während Sie mit dem Kopf dagegenhalten. Die Position des Kopfes ändert sich dabei nicht, Sie bauen nur Muskelspannung auf.

> Wenn Sie einatmen, lösen Sie den Druck wieder.

> Nach der letzten Wiederholung bauen Sie noch ein Mal die Muskelspannung zwischen Kopf und Fingern auf und halten diese acht Sekunden lang. Atmen Sie während dieser Zeit ruhig und gleichmäßig weiter.

> Dann lösen Sie die Spannung und legen Ihre Hand bequem auf dem Oberschenkel ab. Entspannen Sie sich einige Atemzüge lang und spüren Sie der Wirkung nach, bevor Sie die Übung auf der anderen Seite wiederholen.

Bitte beachten Sie

>> Ihre Arme sind wesentlich kräftiger als die Muskeln an Ihrem Hals. Gehen Sie entsprechend behutsam vor und drücken Sie nur sanft gegen Ihren Kopf.

>> Üben Sie den Druck von der Seite und seitlich aus, nicht schräg nach vorne oder nach hinten.

>> Ziehen Sie während der Übung keinesfalls die Schultern hoch, vor allem nicht auf der Seite, auf der Sie gerade üben.

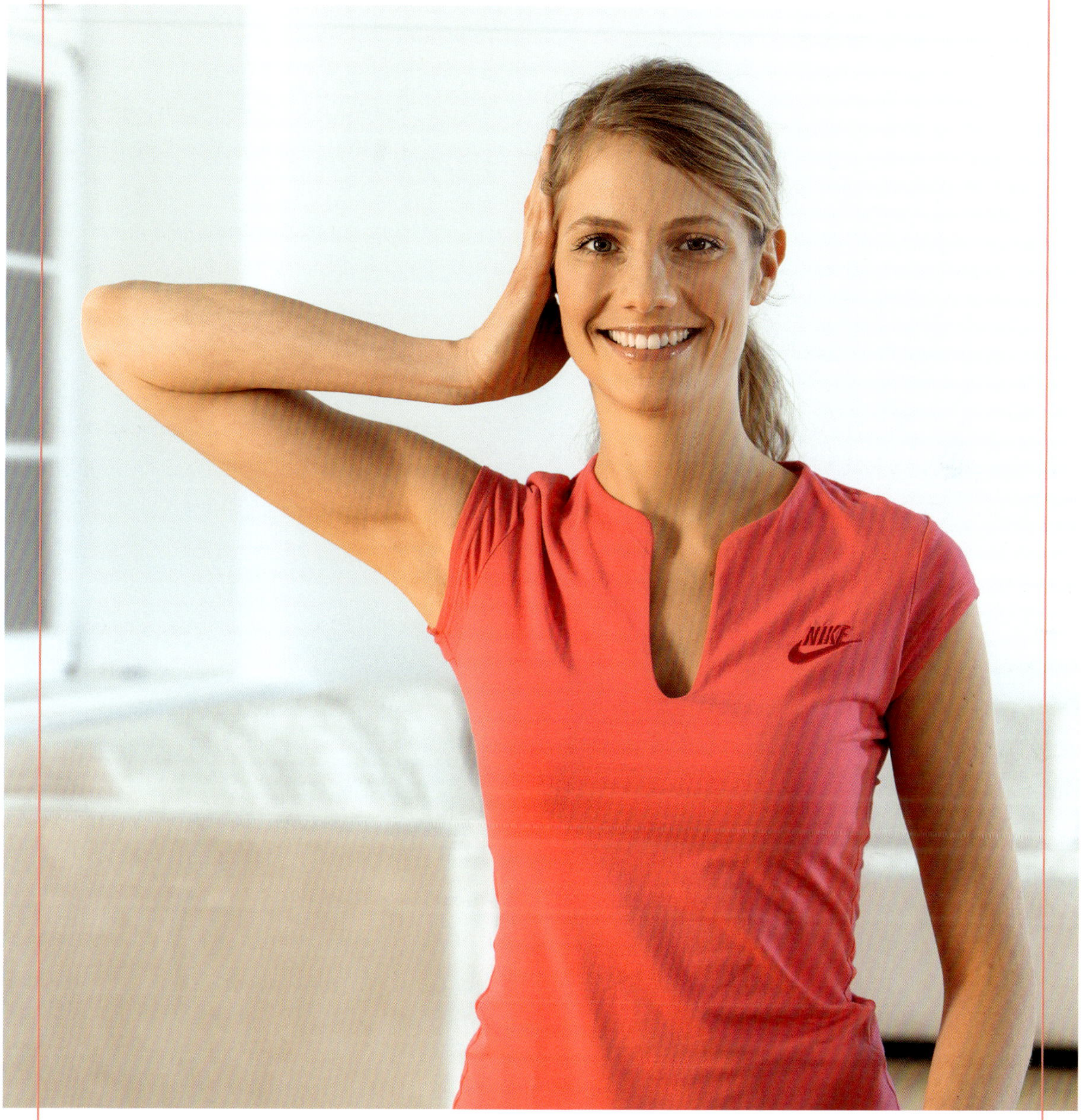

Übung 12: Stabilisierung der Halswirbelsäule 2

Was bewirkt die Übung?

> Diese Übung kräftigt die Beugemuskulatur an der Vorderseite des Halses, die sehr wichtig ist, um die Halswirbelsäule aufrecht zu halten. Sie wird beispielsweise bei der Arbeit am Bildschirm benötigt, um den Kopf nicht unbewusst in den Nacken zu kippen.

Ausgangsstellung

> Diese Übung wird im Sitzen durchgeführt. Setzen Sie sich aufrecht auf einen Stuhl oder aufs Sofa, richten Sie Ihren Oberkörper auf und spannen Sie die Bauchmuskeln leicht an, um nicht ins Hohlkreuz zu fallen.

> Ziehen Sie Ihr Kinn leicht zurück und stellen Sie sich vor, dass Ihr Kopf an seiner höchsten Stelle nach oben gezogen wird – das richtet den Nacken auf. Ihr Blick ist entspannt nach vorne gerichtet.

> Machen Sie mit der linken Hand eine Faust und halten Sie diese von unten gegen Ihr Kinn. Ihr rechter Unterarm liegt waagerecht vor Ihrem Körper, die rechte Hand unterstützt den linken Ellbogen.

So wird's gemacht

> Mit dem Ausatmen drücken Sie langsam und behutsam mit Ihrem Kinn nach unten gegen Ihre Faust, während Sie mit der Hand dagegenhalten. Dabei entsteht keine Bewegung, es wird nur Muskelspannung aufgebaut.

> Beim Einatmen lösen Sie den Druck und die Muskelspannung wieder.

> Am Ende der letzten Wiederholung bauen Sie nochmals Muskelspannung auf und halten diese für acht Sekunden. Atmen Sie dabei ruhig und gleichmäßig weiter.

> Zuletzt lösen Sie die Spannung und senken Ihre Arme. Legen Sie die Hände bequem auf den Oberschenkeln ab und bleiben Sie noch einige Atemzüge lang sitzen, um der Wirkung der Übung nachzuspüren.

Bitte beachten Sie

>> Drücken Sie Ihr Kinn langsam und behutsam nach unten. Vermeiden Sie Ausweichbewegungen: Das Kinn bleibt vor dem Hals (»Doppelkinn«).

>> Vermeiden Sie ruckartige Bewegungen. Die Wirkung der Übung entsteht vor allem durch die Technik und die Wiederholungen, weniger durch die eingesetzte Kraft.

>> Achten Sie darauf, während der Übung nicht die Schultern nach oben zu ziehen.

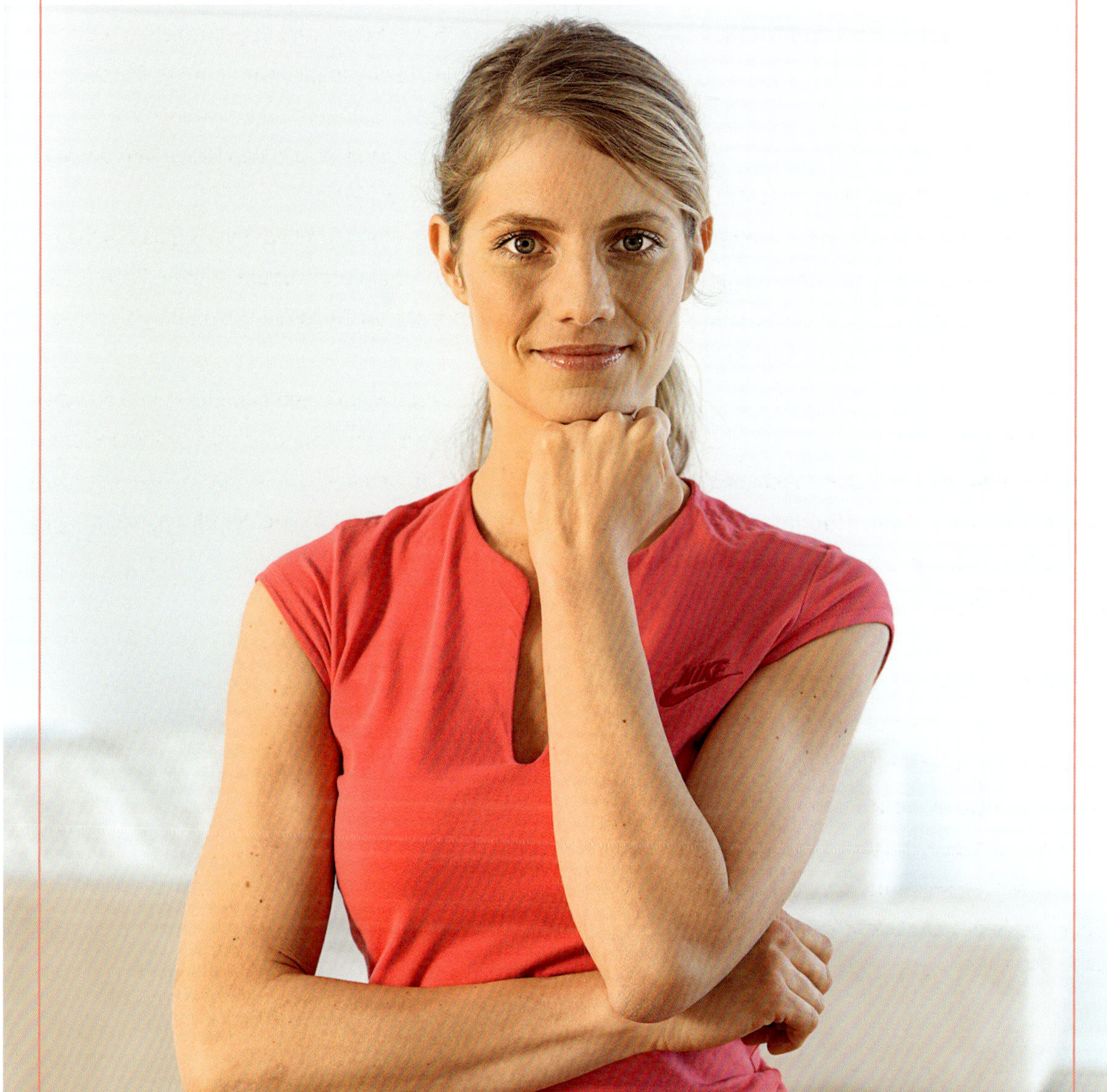

Übung 13: gestreckte Katze

Was bewirkt die Übung?

> Diese Übung dehnt unter anderem die Brustmuskeln, die oft mit verantwortlich sind für Verspannungen in den Schultern.

> Gleichzeitig mobilisiert die Übung die Schultern und verbessert die Körperwahrnehmung in diesem Bereich.

Ausgangsstellung

> Bei dieser Übung beginnen Sie im Vierfüßlerstand. Günstig ist eine Übungsmatte, auf der Ihre Hände nicht wegrutschen können und Ihre Knie geschont werden.

> Lassen Sie sich auf Ihre Knie und Hände nieder. Die Knie stehen etwa hüftbreit nebeneinander, die Unterschenkel weisen parallel nach hinten, die Füße liegen mit den Fußsohlen zur Decke am Boden auf.

> Spannen Sie die Bauchmuskeln bewusst an, um Ihren Rücken zu stabilisieren. Halten Sie Ihren Kopf in natürlicher Verlängerung der Wirbelsäule, der Blick ist auf den Boden gerichtet.

> Stellen Sie Ihre Hände schulterbreit nebeneinander und versetzen Sie sie ein kleines Stück nach vorne. Im Gegensatz zum klassischen Vierfüßlerstand sind die Hände nicht unter den Schultern, sondern etwas davor. Die Finger zeigen geradeaus.

Bitte beachten Sie

>> Bei Kniebeschwerden empfiehlt es sich, auf andere Übungen auszuweichen oder die Knie mit einem weichen Kissen zu polstern.

>> Beachten Sie Ihre natürliche Dehngrenze in den Schultern. Erzwingen Sie keine zu große Dehnung, sondern spüren Sie in Ihren Körper hinein und achten Sie auf seine Signale.

>> Rücken und Kopf bleiben während der Übung in einer Linie. Legen Sie den Kopf nicht in den Nacken.

So wird's gemacht

> Atmen Sie aus, während Sie Ihr Gesäß nach hinten absenken. Die Hände bleiben dabei fest auf dem Boden und die Arme nach vorne gestreckt. Die Stirn nähert sich dabei dem Boden.

> Halten Sie diese Dehnung über einige Atemzüge. Beim Einatmen lösen Sie die Dehnung und kehren in die Ausgangsstellung zurück. Wenn Sie möchten, können Sie die Übung noch einmal wiederholen.

> Zuletzt legen Sie sich auf den Rücken und entspannen sich kurz, um der Wirkung der Übung nachzuspüren.

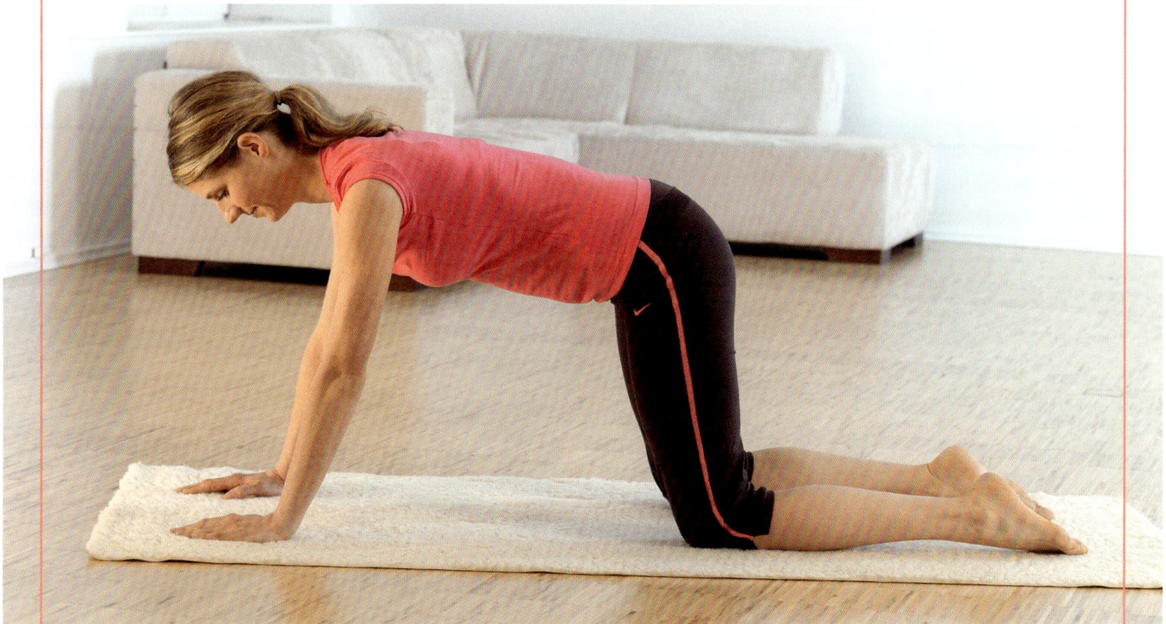

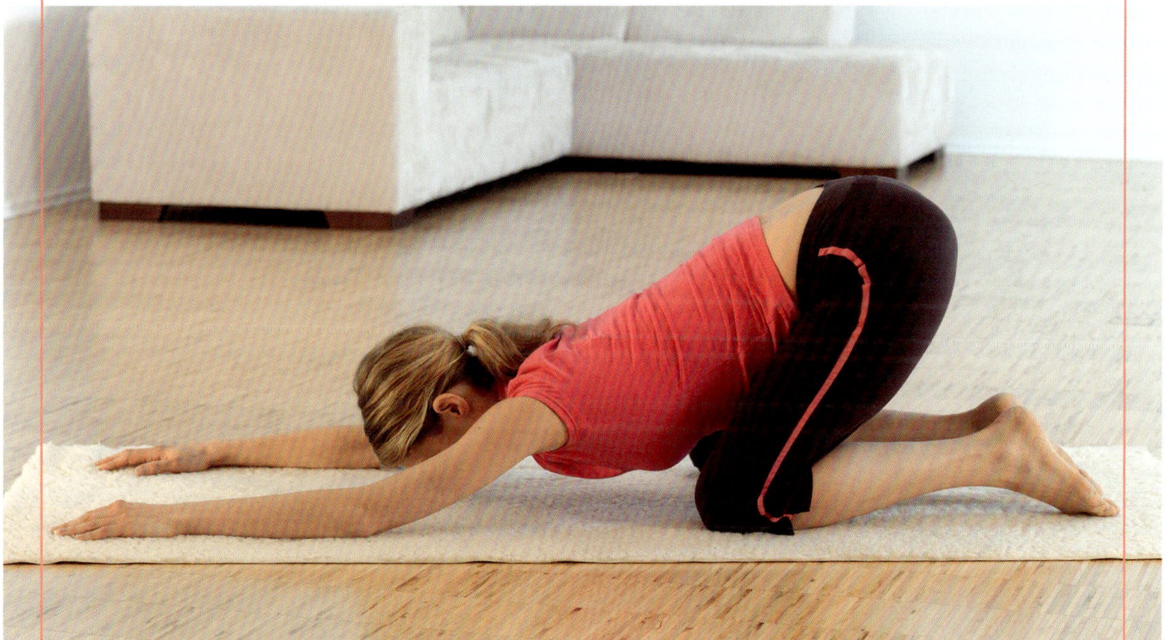

Übung 14: Delfin

Was bewirkt die Übung?

> Der »Delfin« kräftigt die Muskeln des Nackens und des Rückens, die für eine aufrechte Haltung wichtig sind.

> Diese Übung ist besonders empfehlenswert als Ausgleich nach stundenlangem Sitzen vor dem Bildschirm.

Bitte beachten Sie

>> Legen Sie Ihren Kopf während der Übung auf keinen Fall in den Nacken, sondern halten Sie ihn in Verlängerung der Wirbelsäule, indem Sie das Kinn leicht zum Hals ziehen.

Ausgangsstellung

> Diese Übung wird in der Bauchlage durchgeführt, am besten auf einer gepolsterten, aber nicht zu weichen Unterlage, beispielsweise einer Übungsmatte oder einem Teppich.

> Legen Sie sich auf den Boden. Ihre Beine sind gestreckt und Ihre Füße etwa hüftbreit geöffnet. Winkeln Sie Ihre Füße an und stellen Sie die Zehen auf. Die Beinmuskeln sind angespannt, die Knie werden leicht abgehoben.

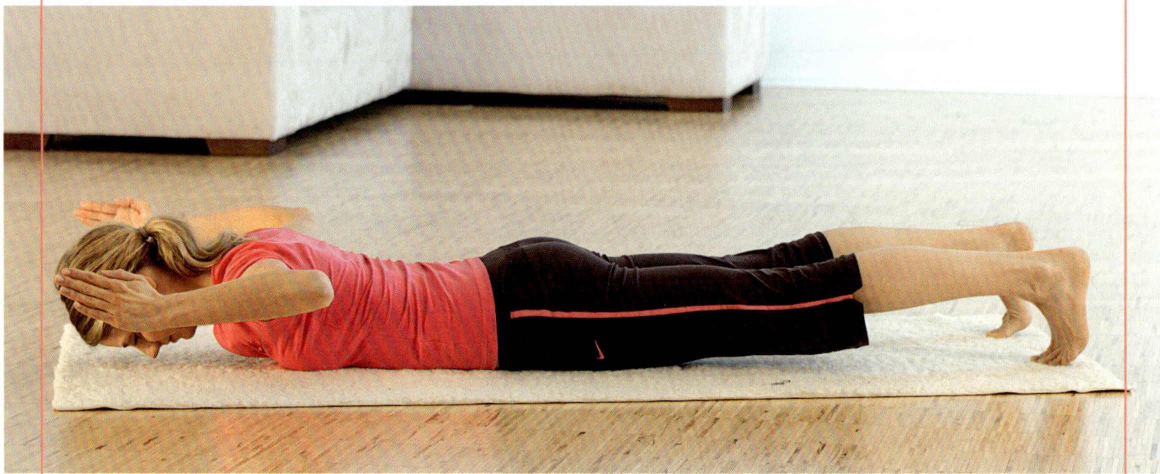

> Strecken Sie Ihre Arme zu den Seiten aus, Arme und Schultern bilden eine gerade Linie. Dann winkeln Sie die Ellbogen an, sodass Ihre Unterarme parallel zueinander nach vorne zeigen. Hände und Finger sind in Verlängerung der Unterarme gestreckt, die Hände liegen mit den Außenkanten auf dem Boden auf.

> Heben Sie Kopf, Oberkörper und Arme ein kleines Stück vom Boden ab. Halten Sie Ihren Kopf in natürlicher Verlängerung der Wirbelsäule, Ihr Blick ist auf den Boden gerichtet.

So wird's gemacht

> Atmen Sie aus, während Sie Ihren rechten Arm gerade nach vorne strecken.

> Beim Einatmen nehmen Sie den rechten Arm wieder in die Ausgangsstellung zurück.

> Führen Sie die nächste Wiederholung mit dem linken Arm durch und wechseln Sie auch bei den übrigen Wiederholungen jeweils die Seite.

> Nach der vierten Wiederholung strecken Sie beide Arme gleichzeitig nach vorne aus und halten die Muskelspannung in dieser Stellung acht Sekunden lang. Atmen Sie langsam und gleichmäßig weiter.

> Dann lösen Sie die Stellung auf und lassen Arme, Oberkörper und Kopf langsam auf den Boden sinken. Rollen Sie sich dann auf den Rücken und bleiben Sie noch einige Atemzüge lang liegen, um sich tief zu entspannen und der Wirkung der Übung nachzuspüren.

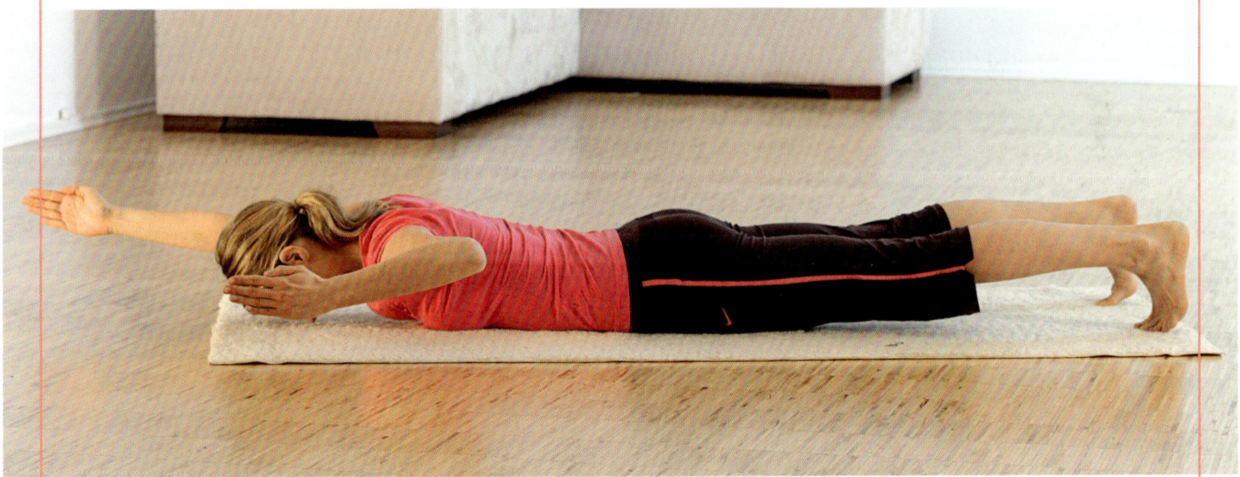

Übung 15: Kobra

Was bewirkt die Übung?

> Die Kobra stärkt die Nacken- und Rückenmuskeln.
> Darüber hinaus dehnt sie den Brustkorb und beugt einem Rundrücken vor.

Ausgangsstellung

> Diese Übung wird in der Bauchlage auf dem Boden durchgeführt. Als Unterlage empfiehlt sich eine Übungsmatte oder ein dicker Teppich.
> Strecken Sie sich auf dem Boden aus und winkeln Sie Ihre Arme seitlich neben dem Körper an. Ihre Oberarme liegen dicht am Oberkörper an, Ihre Hände liegen unter den Schultern. Die Handflächen weisen zum Boden und die Stirn wird auf der Unterlage abgelegt.

Bitte beachten Sie

>> Legen Sie Ihren Kopf auf keinen Fall in den Nacken – das Kinn bleibt immer in »Doppelkinn-Stellung«.
>> Bauen Sie die Muskelspannung langsam und bewusst auf und vermeiden Sie jedes ruckartige Anheben des Kopfes.

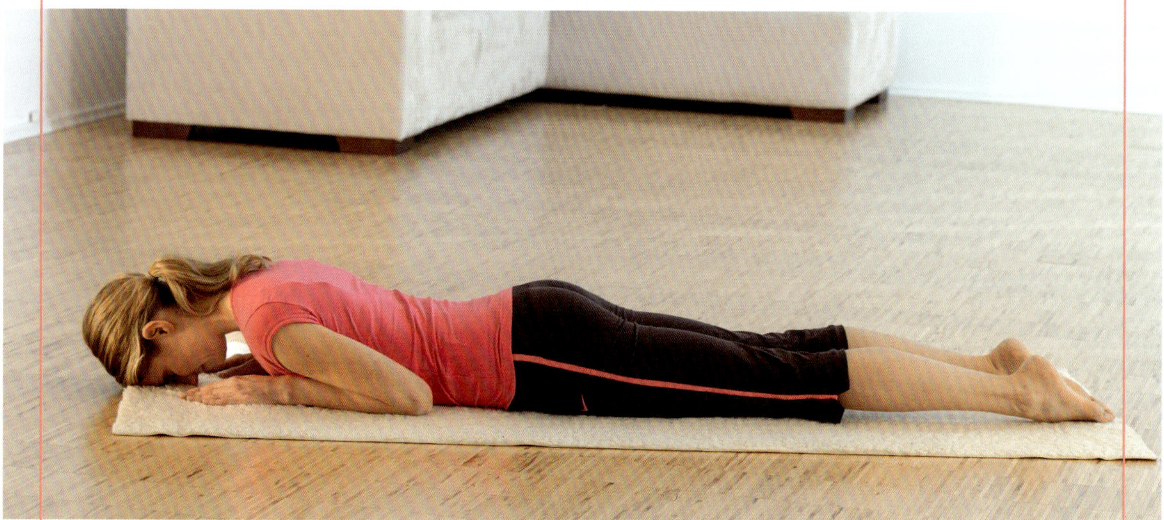

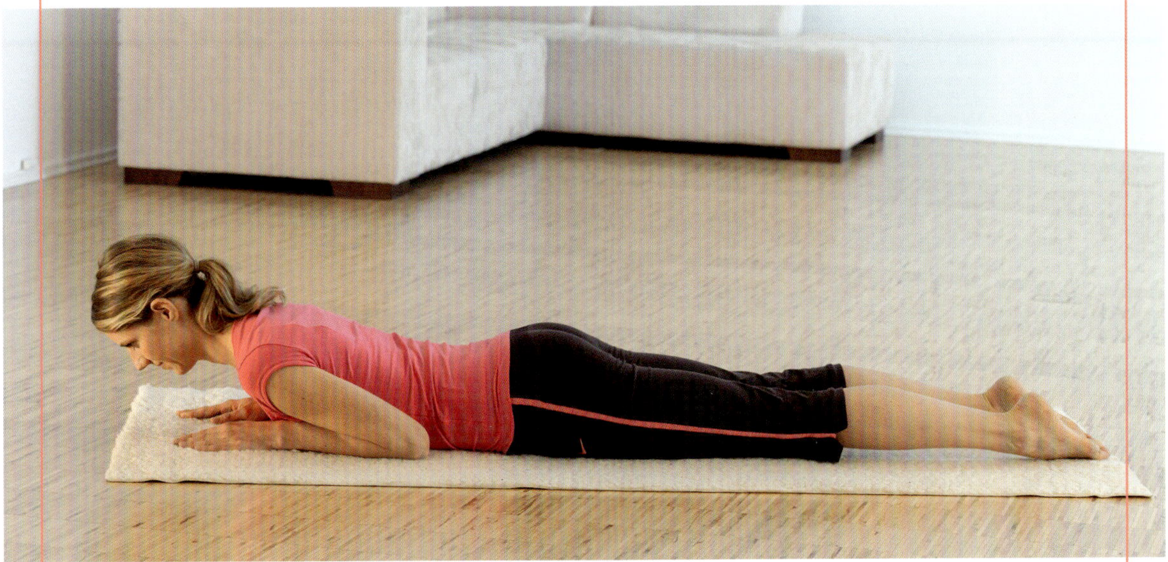

> Ihre Beine und Füße sind lang ausgestreckt, die großen Zehen berühren sich.
> Spannen Sie während der gesamten Übung die Bauchmuskeln fest an – das stabilisiert den Rücken und Sie fallen nicht so leicht ins Hohlkreuz.

So wird's gemacht

> Spannen Sie Ihre Rückenmuskeln an und heben Sie Kopf, Schultern und Brustbein ein kleines Stück vom Boden ab. Drücken Sie sich dabei nicht mit den Händen vom Boden ab – sie bleiben entspannt liegen. Der Blick geht nach vorne, aber nicht nach oben. Der Nacken bleibt lang gezogen.
> Beim Ausatmen senken Sie den Oberkörper und legen die Stirn kurz auf dem Boden ab.
> Wiederholen Sie die Übung drei- bis viermal langsam und fließend.
> Abschließend gehen Sie nochmals in die Endstellung und halten die Spannung in den Muskeln acht Sekunden lang an. Atmen Sie dabei ruhig und gleichmäßig weiter, ohne die Luft anzuhalten.
> Zuletzt lösen Sie die Stellung auf und lassen Kopf, Arme und Schultern zu Boden sinken. Rollen Sie sich auf den Rücken, schütteln Sie kurz die Arme aus und spüren Sie einige Atemzüge lang der Wirkung in Ihrem Körper nach.

Übung 16: Brustkorb dehnen

Was bewirkt die Übung?

> Bei dieser Übung wird vor allem der große Brustmuskel gedehnt. Bei einer schlechten Haltung oder langem Arbeiten am Schreibtisch ist dieser Muskel meist verkürzt und belastet dadurch zusätzlich die Nacken- und Schultermuskeln.

Ausgangsstellung

> Für diese Übung im Stehen brauchen Sie eine freie Wand, an der Sie trainieren können.

> Stellen Sie sich leicht schräg in Schrittstellung mit Ihrer linken Körperseite dicht neben die Wand: Ihr linker Fuß, der hinten steht, zeigt mit den Zehenspitzen zur Wand, Ihr rechter Fuß zeigt nach vorne und ist weiter von der Wand entfernt.

> Rücken und Kopf sind gerade aufgerichtet, die Arme hängen locker neben dem Körper herab.

> Drehen Sie sich in der Hüfte mit dem Oberkörper nach links zur Wand. Heben Sie dann Ihren linken Arm und winkeln Sie ihn so an, dass Ober- und Unterarm einen 90-Grad-Winkel bilden. Der Oberarm ist waagrecht, Unterarm und Handfläche berühren die Wand.

So wird's gemacht

> Atmen Sie aus und drehen Sie sich dabei langsam und behutsam in der Hüfte von der Wand weg, bis Sie

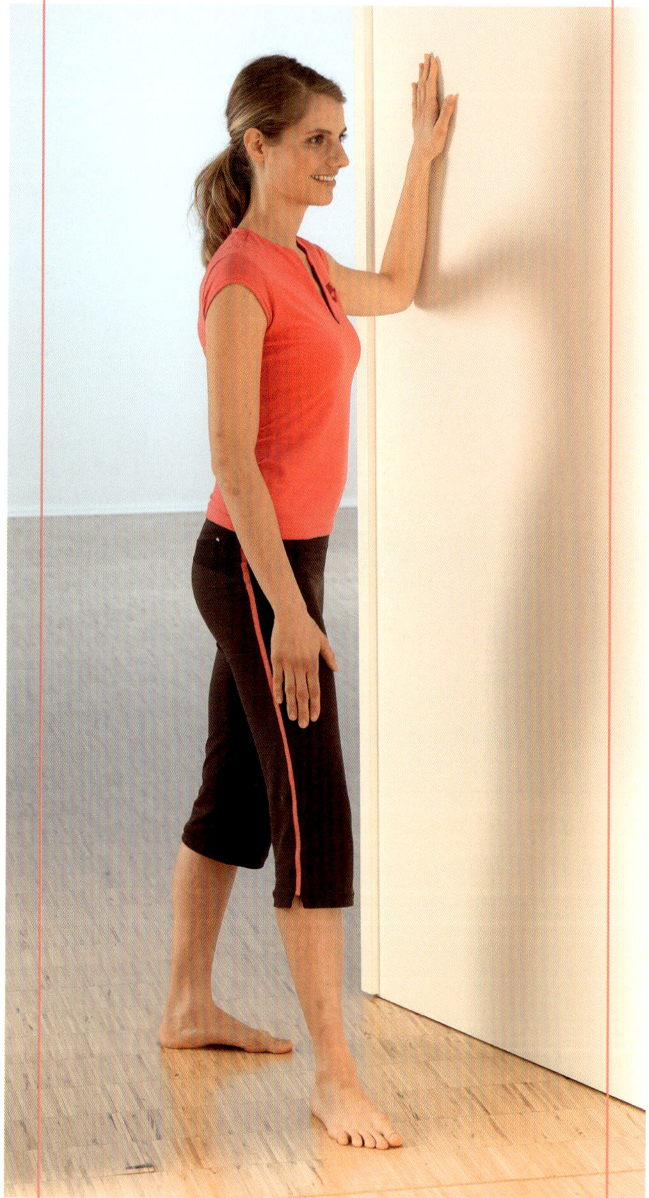

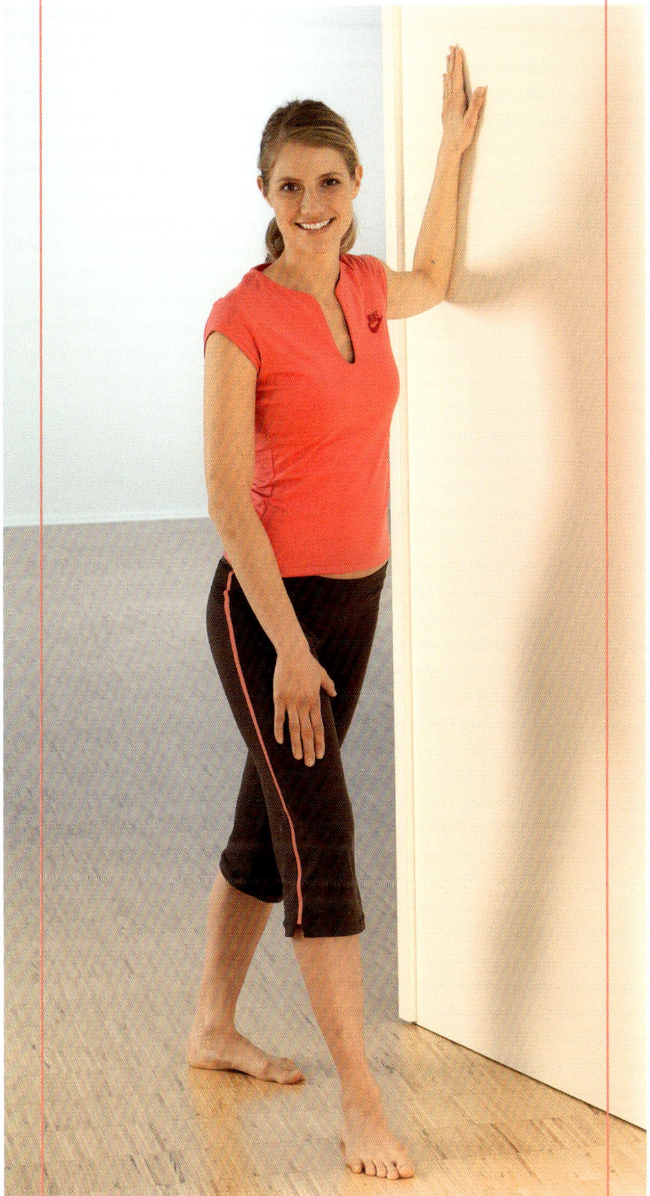

Bitte beachten Sie

>> Führen Sie die Übung langsam und behutsam durch und beachten Sie Ihre natürliche Dehngrenze – die Dehnung soll zu spüren sein, aber sie darf auf keinen Fall schmerzen!

>> Achten Sie darauf, während der Übung nicht die Schultern hochzuziehen. Die Wirbelsäule bleibt aufrecht, der Nacken ist lang gezogen.

>> Die Füße werden gleichmäßig belastet.

die Dehnung im Brustmuskel spüren. Unterarm und Handfläche bleiben im Kontakt mit der Wand. Halten Sie die sanfte Dehnung über vier bis fünf langsame Atemzüge. Intensivieren Sie die Übung, indem Sie tief in die Brust atmen.

> Lösen Sie die Dehnung, indem Sie sich wieder etwas zur Wand drehen. Führen Sie die Dehnübung auch mit der anderen Seite durch. Wenn Sie möchten, können Sie die Übung noch ein- bis zweimal abwechselnd auf jeder Seite wiederholen.

> Abschließend können Sie sich noch kurz im Stehen entspannen und der Wirkung in Ihrem Körper nachspüren.

Übung 17: entspannende Nackenmassage

Was bewirkt die Übung?

> Schon eine kurze Nackenmassage lockert und entspannt die empfindlichen Muskeln in diesem Bereich und wirkt so einer drohenden Verspannung und Nackenschmerzen entgegen. Das Beste ist, dass Sie dafür nicht einmal Massageöl brauchen!

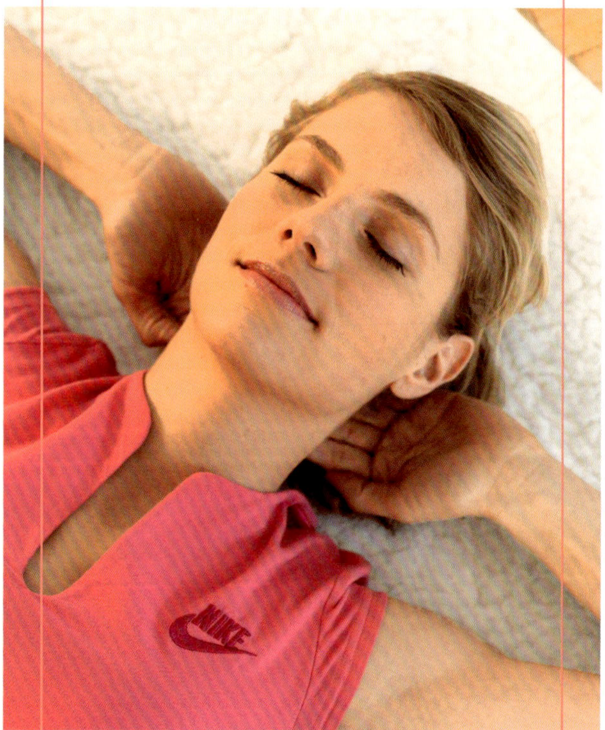

Bitte beachten Sie

- Achten Sie darauf, nur die Muskeln links und rechts der Wirbelsäule zu massieren und nie auf die Wirbel selbst zu drücken.
- Massieren Sie nur im Nacken, nicht aber an den Seiten des Halses, wo die Schlagadern verlaufen.
- Bei der Massage kommt es nicht so sehr auf festen Druck an, sondern vielmehr auf Ihr Einfühlungsvermögen: Achten Sie darauf, wie sich die Muskeln unter Ihren Fingern anfühlen, und drücken Sie nur so fest, dass die Berührung angenehm ist.

Ausgangsstellung

> Die Nackenmassage können Sie zwar auch im Sitzen durchführen, entspannender ist es jedoch, es sich dafür auf dem Sofa bequem zu machen.

> Legen Sie sich auf den Rücken und stellen Sie die Füße auf. Winkeln Sie Ihre Arme an und legen Sie Ihre Finger links und rechts auf Ihren Nacken, sodass die Fingerspitzen am unteren Rand des Schädelknochens ruhen. Lassen Sie Ihre Hände vor der Massage kurz so liegen und spüren Sie der Wärme nach, die sie ausstrahlen.

So wird's gemacht

> Streichen Sie als Erstes mit den Fingerkuppen beider Hände gleichzeitig die Muskeln links und rechts der Wirbelsäule mehrere Male von oben nach unten langsam und mit sanftem Druck aus. Falls Ihre Kleidung es zulässt, dehnen Sie dieses Ausstreichen auch auf die Schultern aus.

> Dann legen Sie Ihre Fingerkuppen wieder dicht unterhalb des Schädelknochens links und rechts der Wirbelsäule an den Haaransatz. Massieren Sie nun mit mäßigem Druck in kleinen Kreisen auf beiden Seiten gleichzeitig entlang der Wirbelsäule nach unten.

> Zuletzt senken Sie die Arme. Legen Sie Ihre rechte Hand so auf Ihre linke Schulter, dass Sie den Schultermuskel zwischen dem Handballen und den Fingerkuppen kneten können, und wandern Sie auf diese Weise einige Male vom Halsansatz bis zum Schultergelenk. Dann wiederholen Sie dies mit der linken Hand auf der rechten Schulter.

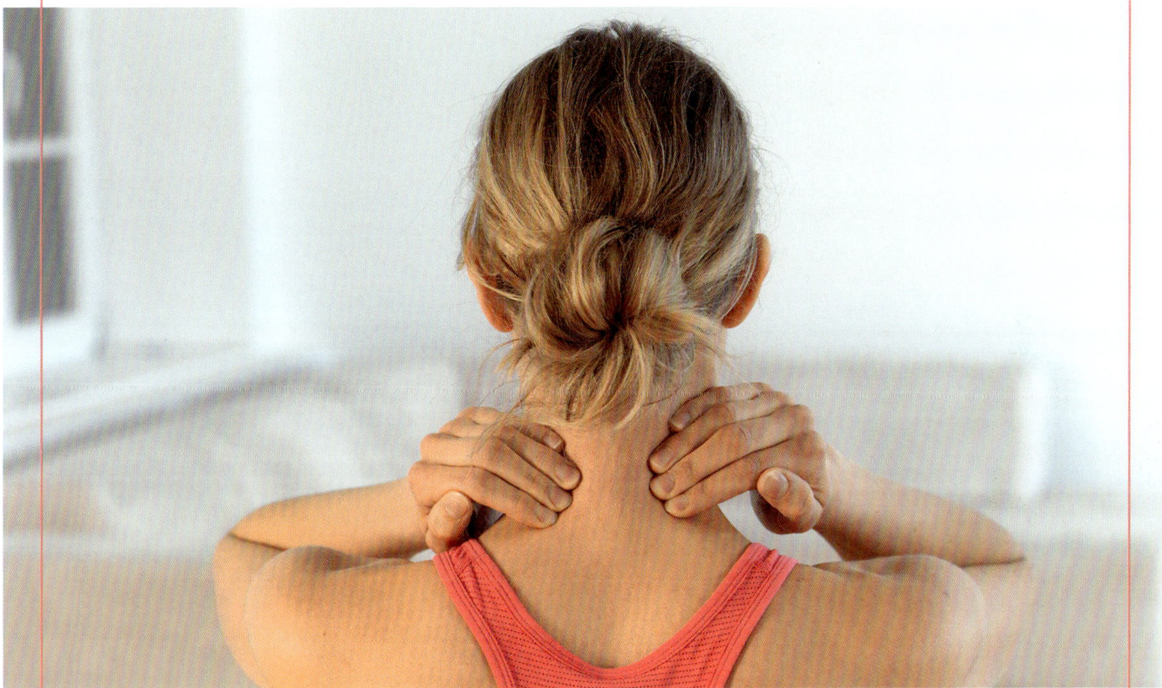

Übung 18: Akupressur für den Nacken

Was bewirkt die Übung?

> Bei der Akupressur werden bestimmte Punkte am Körper gedrückt, um den Energiefluss anzuregen und mögliche Energieblockaden zu beseitigen.

> Dabei wird gleichzeitig die Durchblutung gefördert und Schmerzen sowie Verspannungen können sich lösen. Die Massage der folgenden Akupressurpunkte kann sogar Kopfschmerzen lindern.

Akupressurpunkte

So finden Sie die wichtigsten Punkte:

> Ertasten Sie im Nacken den unteren Rand des Schädelknochens. Die Punkte liegen etwa zwei Fingerbreit links und rechts der Wirbelsäule direkt unterhalb des tastbaren Schädelknochens.

> Die nächsten Punkte liegen ein kleines Stück tiefer: Ertasten Sie im Nacken von oben her den ersten spürbaren Wirbel. Tasten Sie dann noch einen Wirbel tiefer. Auf Höhe des Übergangs zwischen den beiden Wirbeln befinden sich links und rechts neben der Wirbelsäule zwei weitere Punkte.

So wird's gemacht

Die Akupressur lässt sich am besten im Sitzen durchführen. Beachten Sie dabei die folgenden Regeln:

> Die Punkte, die symmetrisch auf beiden Seiten der Wirbelsäule liegen, werden am besten immer gleichzeitig massiert.

> Drücken Sie die Punkte am besten mit den Kuppen Ihrer Daumen. Sie können die Punkte entweder einfach nur senkrecht drücken, oder sie in kleinen Kreisen massieren.

> Beginnen Sie mit sanftem Druck und steigern Sie ihn langsam, solange es nicht schmerzt.

> Drücken Sie die Punkte jeweils mindestens 30 Sekunden lang.

> Passen Sie die Stärke und Dauer der Druckpunktmassage stets an Ihre persönlichen Bedürfnisse an: Sinn der Massage ist es, ein gutes und angenehmes Gefühl zu erzeugen, auf keinen Fall Schmerz.

Bitte beachten Sie

>> Ihr Gespür hilft Ihnen, die Akupressurpunkte zu finden: Sie sind besonders sensibel und reagieren stärker auf den Druck als das umliegende Gewebe.

>> Üben Sie nie Druck auf die Wirbel aus.

>> Die Wirkung der Akupressur stellt sich oft nicht sofort ein, sondern erst im Verlauf von bis zu 20 Minuten.

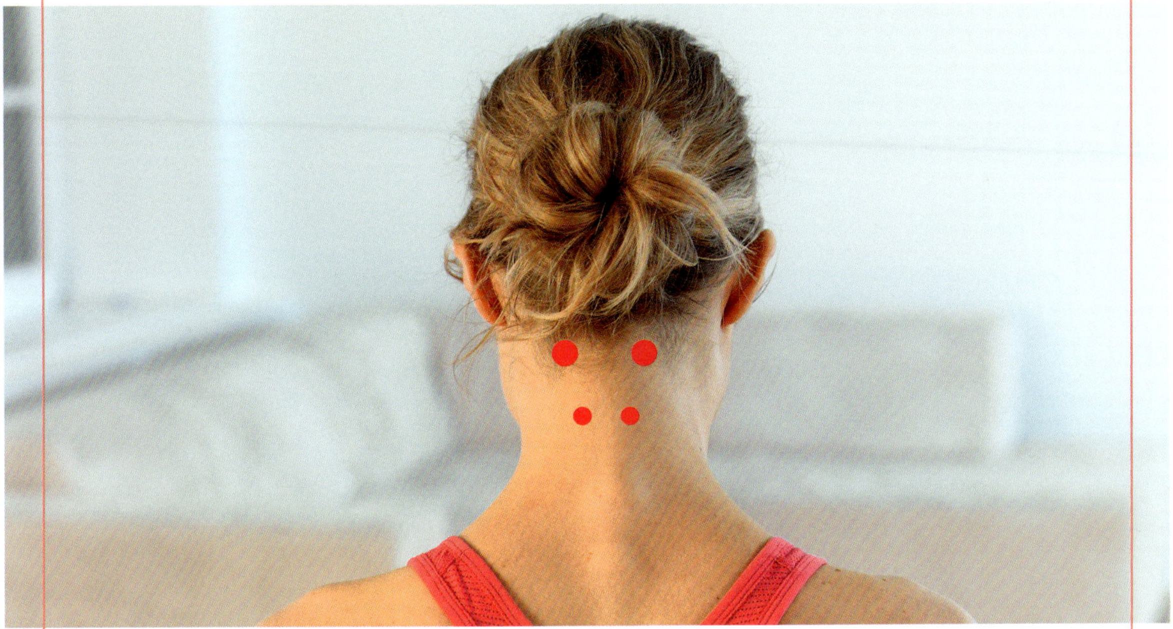

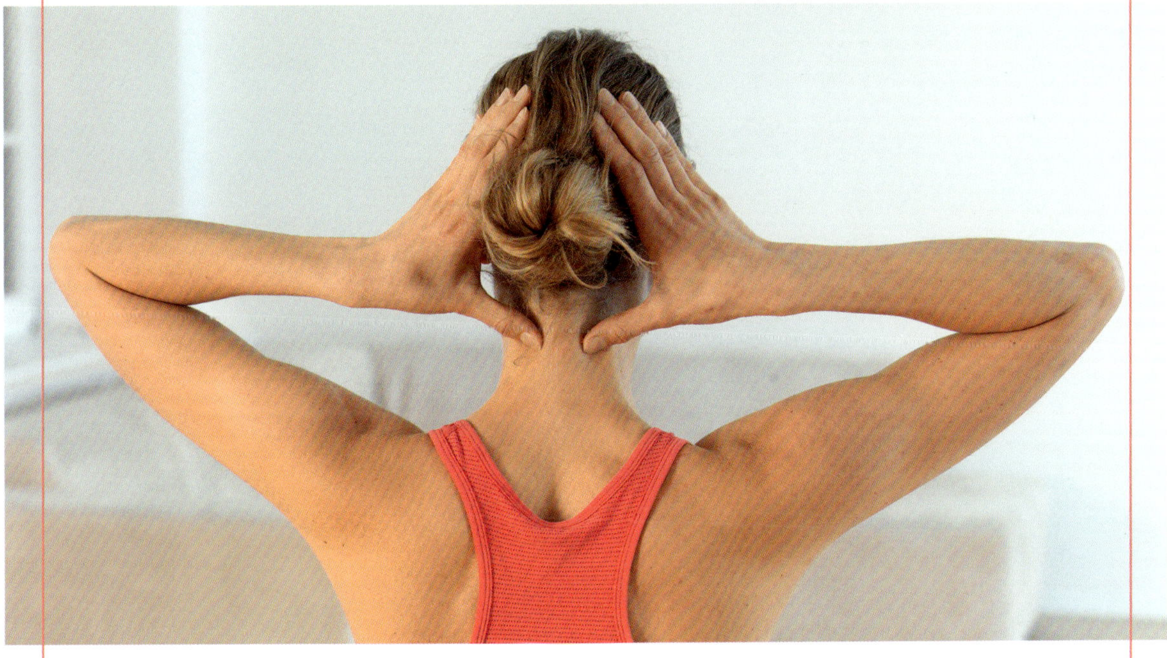

Übung 19: Nacken kräftigen

Was bewirkt die Übung?

> Diese Übung kräftigt die Nackenmuskeln und sorgt so dafür, dass sie ihre Aufgaben leichter erfüllen können.

> Sie stärkt zudem die Muskeln, die die Halswirbelsäule rundum stützen und mit ihrer Kraft den Kopf aufrecht halten.

> Die Übung dient außerdem dazu, das Bewusstsein für den Köper und insbesondere für die Nackenmuskulatur und mögliche Verspannungen zu schärfen.

> Die ideale Ergänzung dazu ist die Übung »Hals kräftigen« (Seite 68/69).

Bitte beachten Sie

>> Heben Sie den Kopf keinesfalls mit Schwung, sondern langsam und kontrolliert an.

>> Legen Sie den Kopf bei der Übung auf keinen Fall in den Nacken! Es genügt, wenn Sie die Stirn ein kleines Stückchen vom Boden abheben.

>> Spannen Sie die Bauchmuskeln während der Übung an, damit Sie nicht ins Hohlkreuz kommen.

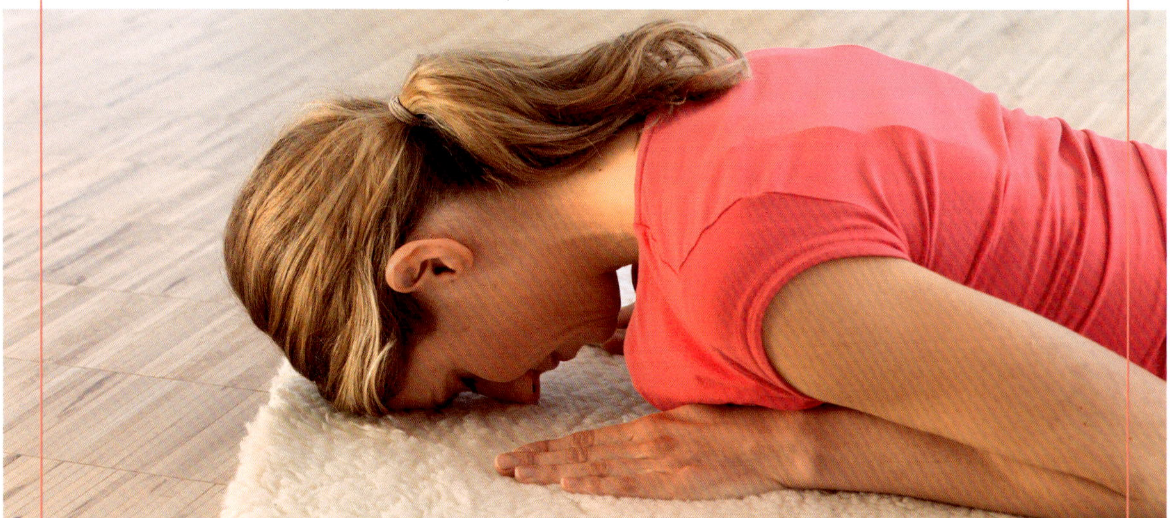

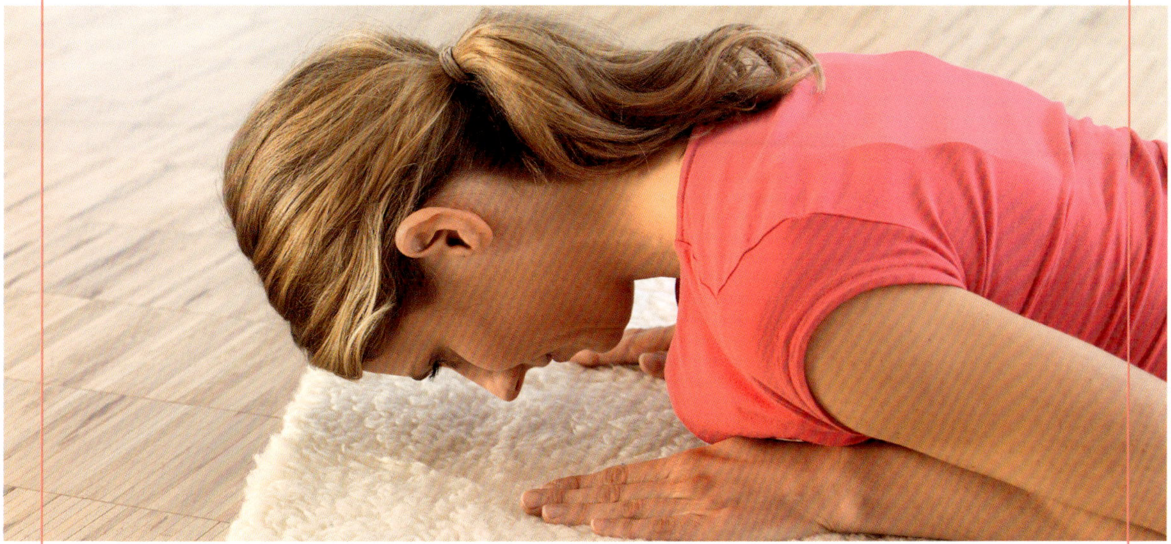

Ausgangsstellung

> Bei dieser Übung begeben Sie sich in die Bauchlage. Es empfiehlt sich dafür eine feste, aber nicht zu harte Unterlage wie ein Teppich oder eine Übungsmatte.

> Legen Sie sich auf den Bauch. Ihre Beine sind geschlossen und lang gestreckt, die Zehen aufgestellt, die Gesäß- und Beinmuskeln bewusst angespannt.

> Halten Sie Ihren Kopf in Verlängerung der Wirbelsäule gerade. Ihre Stirn liegt auf dem Boden auf, das Kinn bleibt leicht angezogen.

> Winkeln Sie Ihre Arme an und ziehen Sie sie dicht an den Körper. Ihre Hände liegen unterhalb der Schultern, die Finger zeigen nach vorne. Drücken Sie mit Ihren Handflächen leicht gegen den Boden, ohne jedoch den Oberkörper abzuheben.

So wird's gemacht

> Beim Ausatmen heben Sie langsam Ihre Stirn wenige Zentimeter und drücken gleichzeitig etwas stärker mit den Handflächen gegen den Boden.

> Beim Einatmen verringern Sie diesen Druck wieder und lassen die Stirn bis dicht über dem Boden sinken.

> Nach der vierten Wiederholung heben Sie Ihren Kopf noch einmal in die Endstellung und halten diese für acht Sekunden. Atmen Sie dabei tief und gleichmäßig weiter, ohne die Luft anzuhalten.

> Zuletzt lassen Sie Ihre Stirn wieder auf den Boden sinken und lösen die Stellung auf. Legen Sie sich auf den Rücken, und nehmen Sie sich etwas Zeit, um sich zu entspannen und der Wirkung der Übung nachzuspüren.

Übung 20: Hals kräftigen

Was bewirkt die Übung?

> Diese Übung trainiert die vorderen Halsmuskeln, die die Halswirbelsäule gemeinsam mit den Nackenmuskeln aufrecht halten.

> Als ideale Ergänzung dazu empfiehlt sich die Übung »Nacken kräftigen« (Seite 66/67).

Ausgangsstellung

> Bei dieser Übung beginnen Sie im Ellbogen-Kniestand. Ideal ist eine feste, aber gepolsterte Unterlage, beispielsweise eine Übungsmatte.

> Lassen Sie sich auf Knie und Ellbogen nieder. Ihre Knie stehen etwa hüftbreit nebeneinander, Unterschenkel und Füße weisen gerade nach hinten.

> Ihre Ellbogen stehen etwa schulterbreit nebeneinander. Heben Sie die Unterarme an und legen Sie Ihre geöffneten Hände überkreuzt ineinander. Die Handflächen zeigen zum Kopf.

> Stützen Sie Ihre Stirn gegen die Hände, sodass Rücken und Nacken eine Linie bilden. Ziehen Sie das Kinn leicht in »Doppelkinn-Stellung«. Ihr Blick ist nach unten gerichtet.

So wird's gemacht

> Atmen Sie aus, während Sie mit Ihrer Stirn behutsam gegen die Handflächen drücken und gleichzeitig mit Ihren Händen dagegenhalten. Es geht hier um Druckaufbau – Bewegung findet nicht statt.

> Beim Einatmen lösen Sie den Druck und die Muskelspannung wieder, jedoch nicht schlagartig, sondern ganz allmählich.

> Nach der vierten Wiederholung bauen Sie noch einmal den Druck zwischen Kopf und Händen auf und halten ihn für acht Sekunden. Atmen Sie während dieser Zeit ruhig und entspannt weiter.

> Danach lösen Sie die Stellung auf. Legen Sie sich bequem auf den Rücken, entspannen Sie sich und spüren Sie der Wirkung der Übung nach.

Bitte beachten Sie

>> Falls Ihnen während der Übung schwindlig wird oder Sie sich unwohl fühlen, brechen Sie ab.

>> Spannen Sie während der gesamten Übung die Bauch- und Gesäßmuskeln an, um nicht ins Hohlkreuz zu fallen. Ziehen Sie außerdem die Schulterblätter leicht zusammen und in Richtung Gesäß – das stabilisiert den Rücken zusätzlich.

>> Bei Kniebeschwerden empfiehlt es sich, ein weiches Kissen unterzulegen.

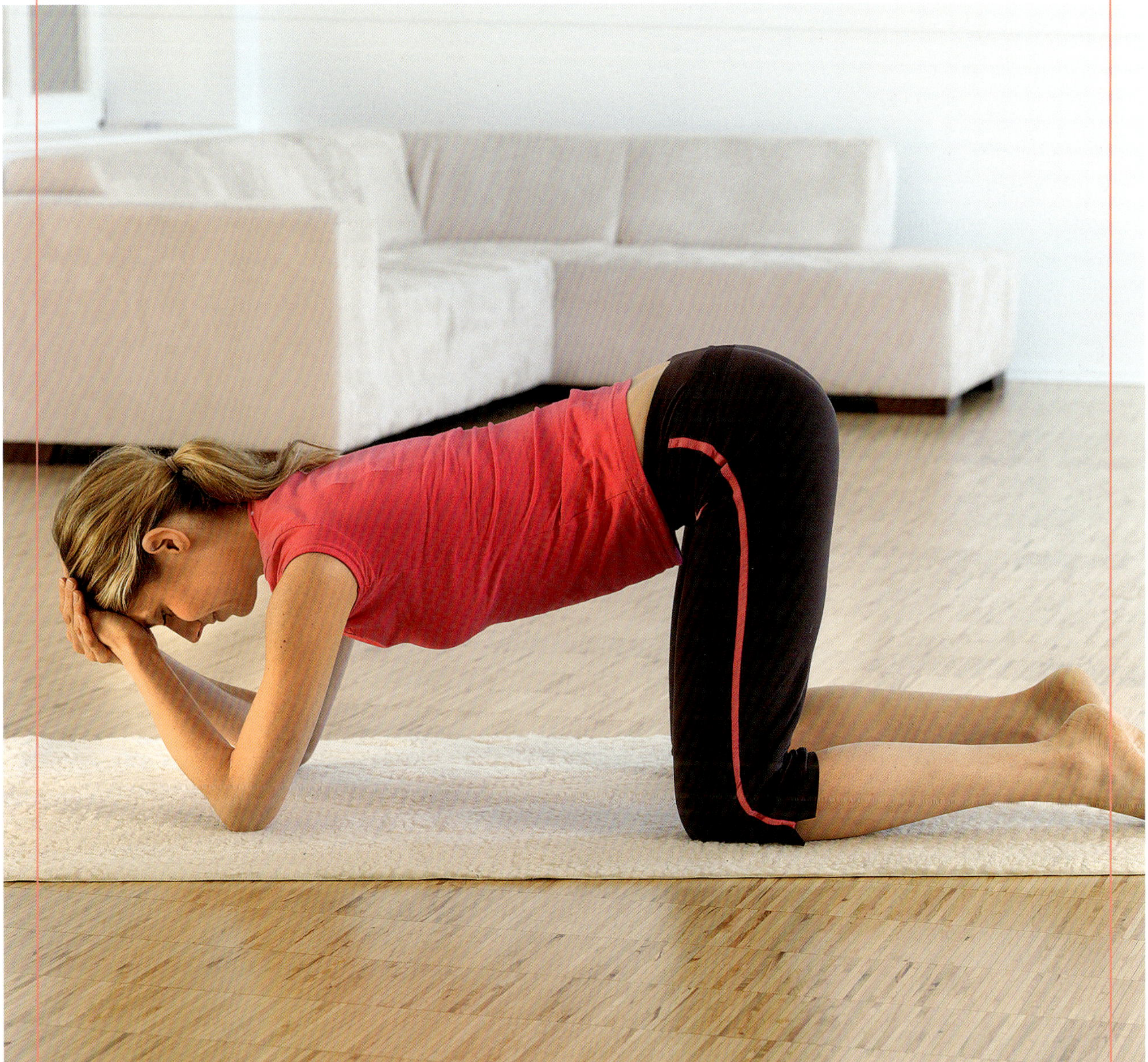

Übung 21: Kopfdrehung im Stehen

Was bewirkt die Übung?

> Die folgende Übung dehnt die Brustmuskulatur und erhöht Flexibilität sowie Beweglichkeit des Nackens.

> Gleichzeitig wirkt sie Fehlhaltungen entgegen und entlastet Wirbelsäule samt Bandscheiben nach langem Sitzen.

Ausgangsstellung

> Die Übung wird im Stehen durchgeführt – alles was Sie dazu brauchen, ist eine freie Wand.

> Stellen Sie sich in Schrittstellung vor die Wand. Die Zehen des vorderen Fußes berühren die Wand.

> Winkeln Sie die Arme an und legen Sie Ihre Unterarme und Handaußenkanten an die Wand. Die Handflächen zeigen zueinander. Strecken Sie die Arme nur so weit nach oben, bis Sie eine deutliche Dehnung spüren.

> Halten Sie Ihren Kopf in der natürlichen Verlängerung der Wirbelsäule und ziehen Sie Ihr Kinn leicht zurück.

So wird's gemacht

> Beim Ausatmen drehen Sie den Kopf langsam und behutsam nach rechts – jedoch nur so weit, wie es angenehm ist.

> Beim Einatmen drehen Sie den Kopf ebenso langsam wieder zurück in die Ausgangsstellung.

> Nach der vierten Wiederholung bringen Sie Ihren Kopf ein letztes Mal nach rechts in die Endstellung und halten die Dehnung vier Sekunden lang. Atmen Sie dabei tief und gleichmäßig weiter.

> Zuletzt drehen Sie den Kopf zurück zur Mitte. Richten Sie sich auf, spüren Sie der Dehnung in Ihrem Nacken nach und entspannen Sie sich kurz, bevor Sie die Übung auf der linken Seite wiederholen.

Bitte beachten Sie

>> Respektieren Sie die natürliche Dehngrenze Ihrer Nackenmuskeln und erzwingen Sie auf keinen Fall eine zu starke Drehbewegung. Es genügt, wenn Sie den Kopf so weit zur Seite drehen, dass es sich für Sie noch angenehm anfühlt.

>> Achten Sie darauf, dass das Kinn leicht angezogen in »Doppelkinn-Stellung« bleibt. Beide Füße werden gleichmäßig belastet.

>> Falls Sie bei der Übung Schmerzen im Nacken spüren oder Ihnen schwindlig wird, brechen Sie ab.

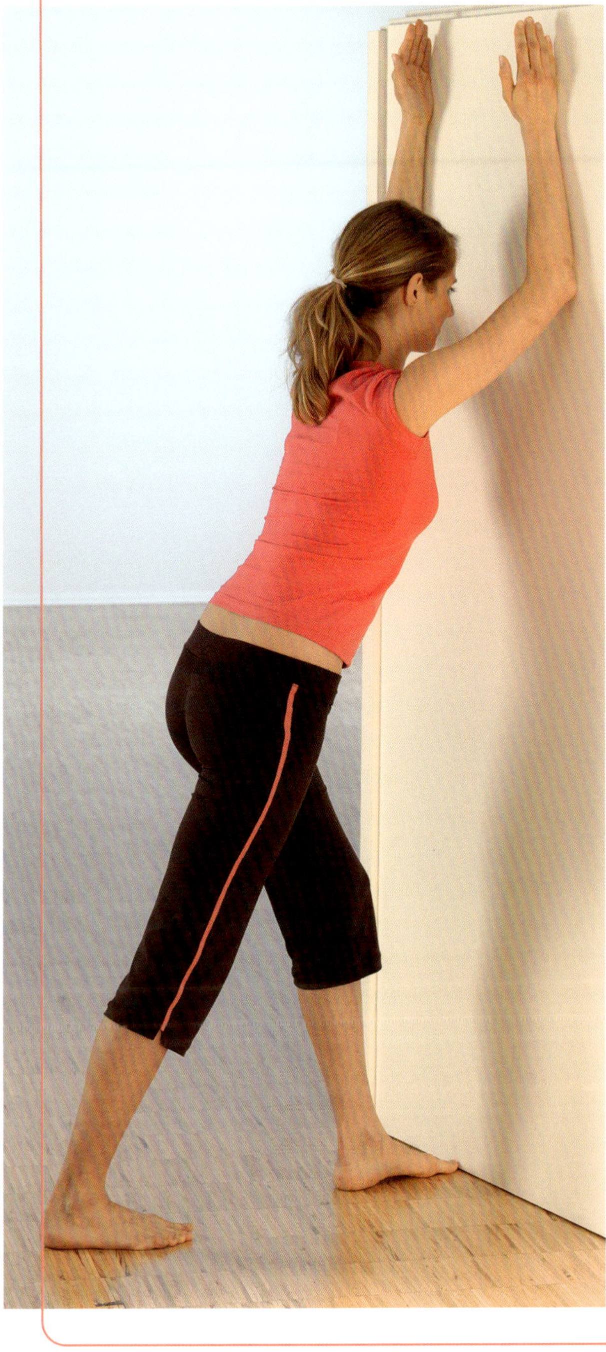

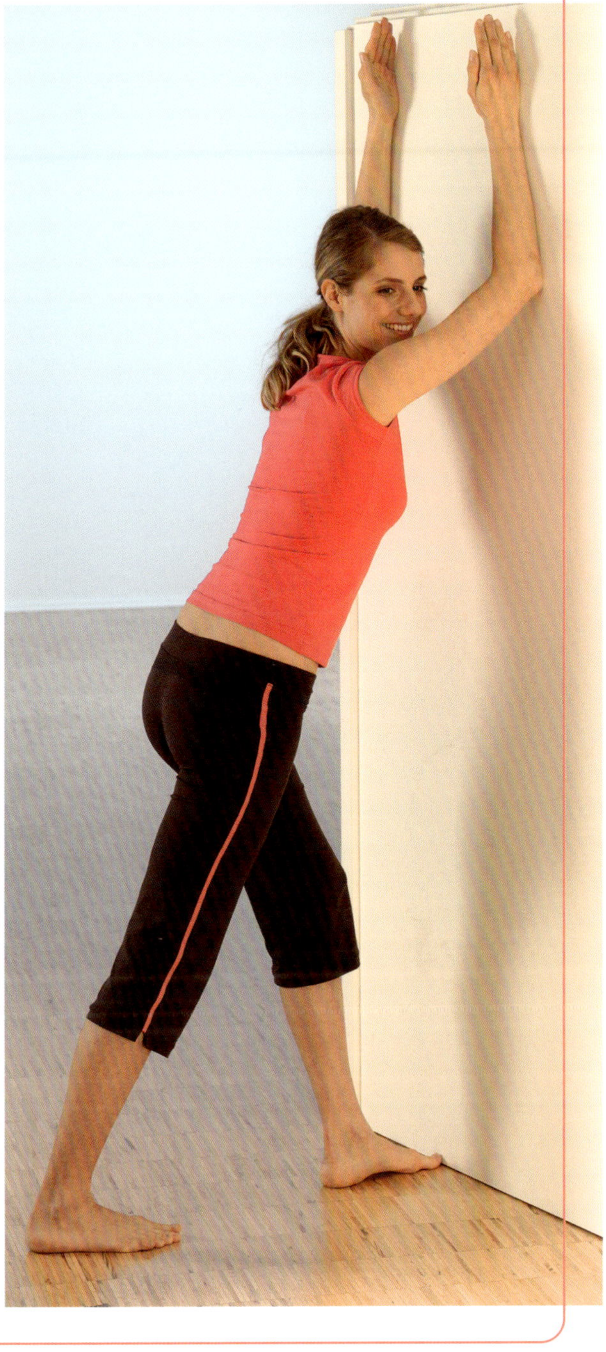

Schnellprogramm

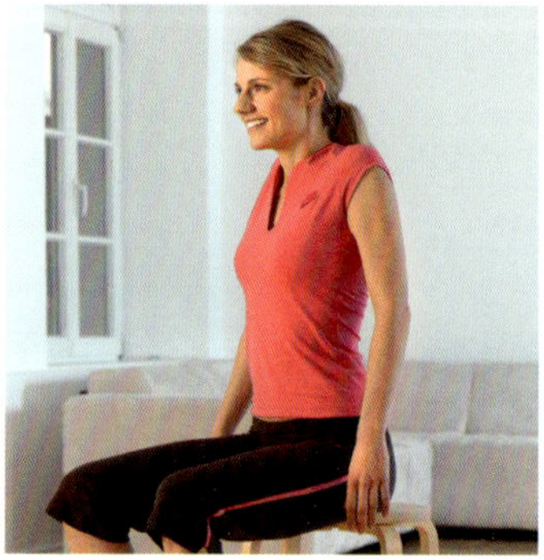

1. Schulterkreisen 1
(siehe Seite 30/31)

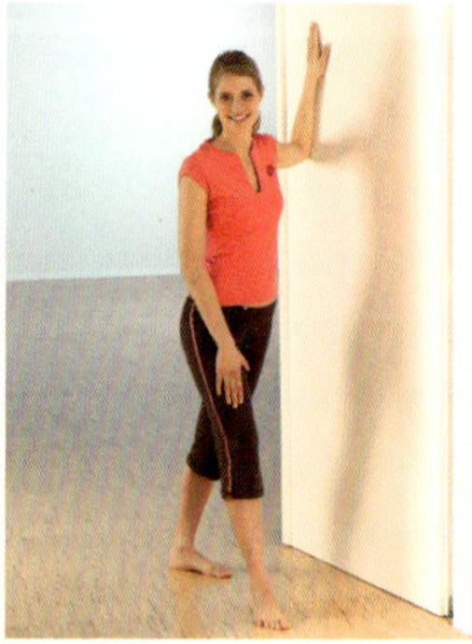

2. Brustkorb dehnen
(siehe Seite 60/61)

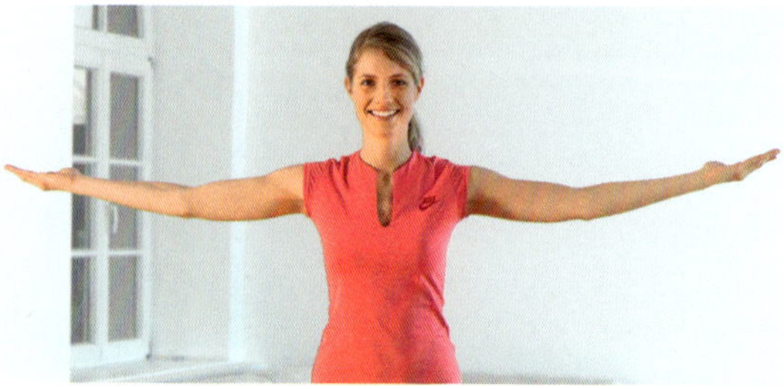

3. Schultern lockern
(siehe Seite 48/49)

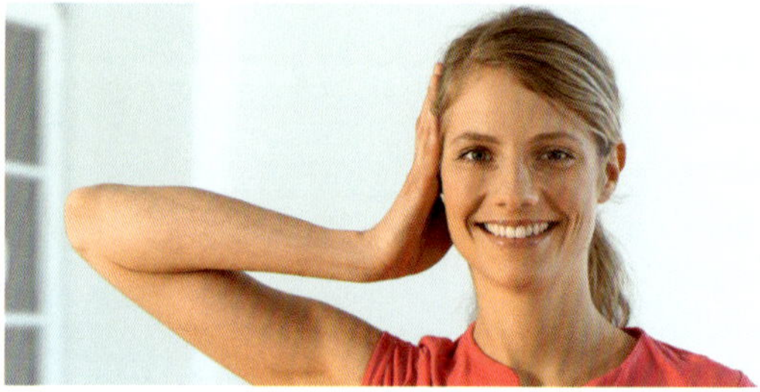

4. Stabilisierung der Halswirbelsäule 1
(siehe Seite 50/51)

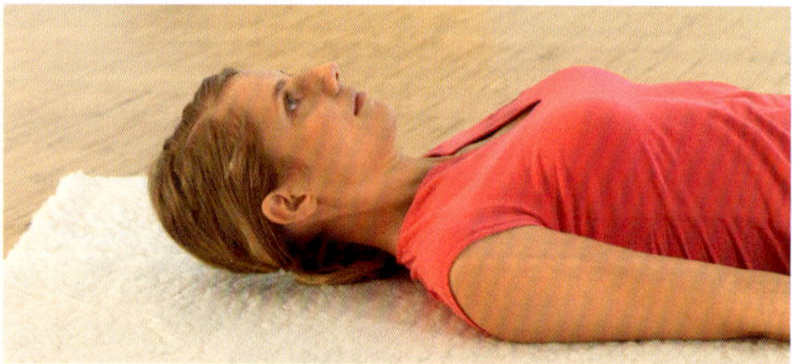

5. Kopfheben
(siehe Seite 34/35)

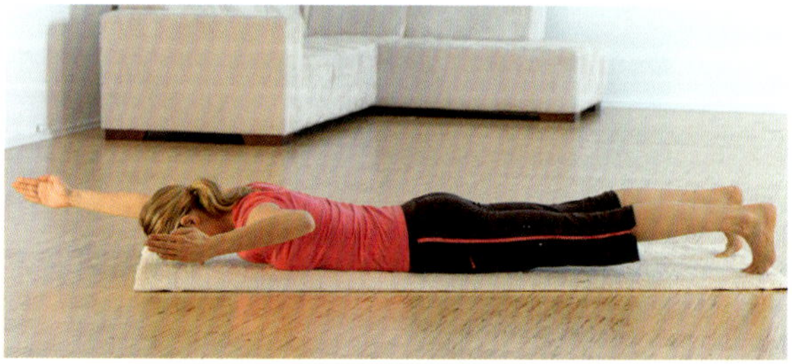

6. Delfin
(siehe Seite 56/57)

1. Schulterkreisen 1
(siehe Seite 30/31)

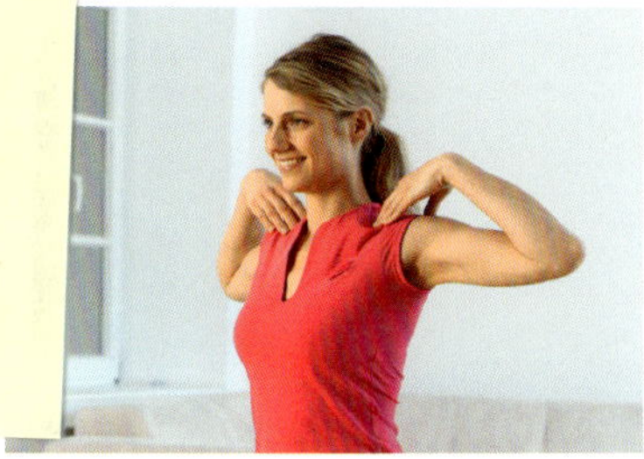

2. Schmetterling
(siehe Seite 32/33)

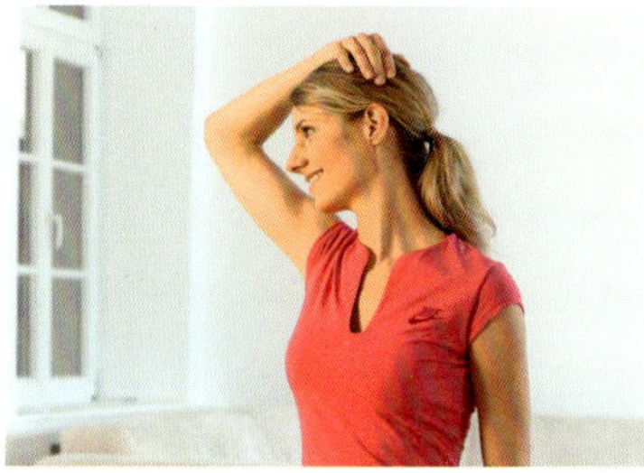

3. Nacken dehnen
(siehe Seite 44/45)

4. Kopf-
drehung
im Stehen
(siehe
Seite 70/71)

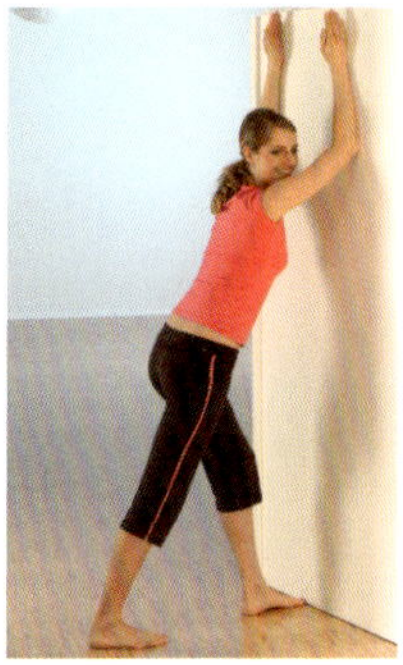

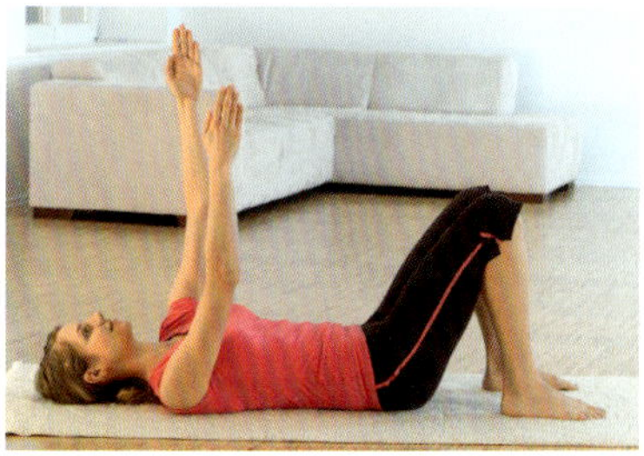

5. Arme strecken 1
(siehe Seite 36/37)

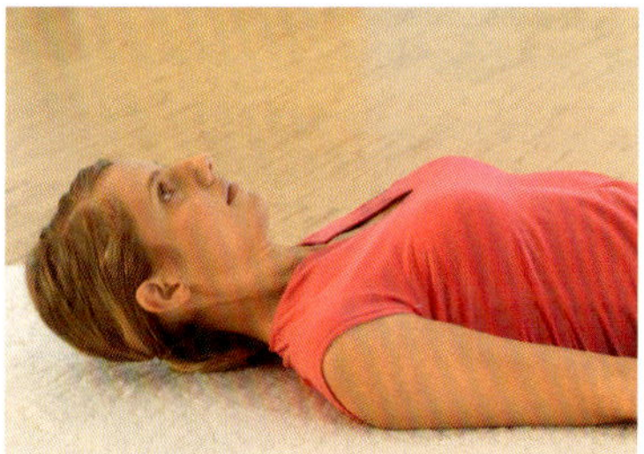

6. Kopfheben
(siehe Seite 34/35)

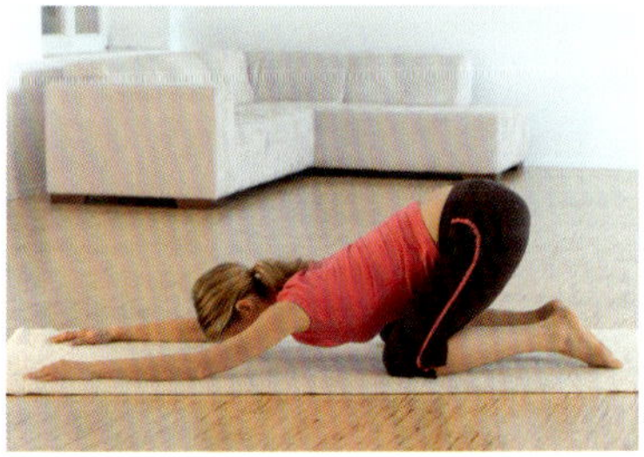

7. Gestreckte Katze
(siehe Seite 54/55)

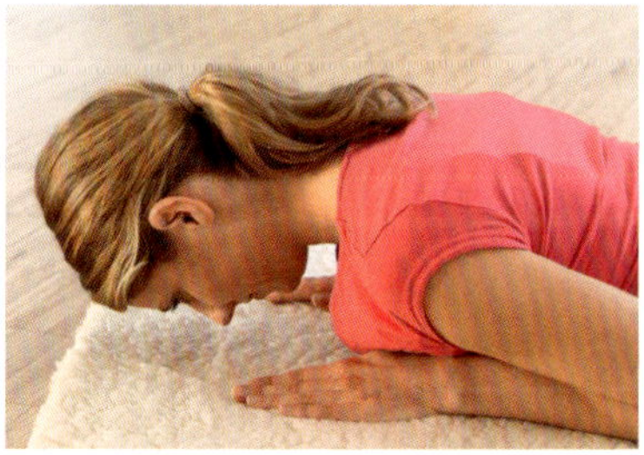

8. Nacken kräftigen
(siehe Seite 66/67)

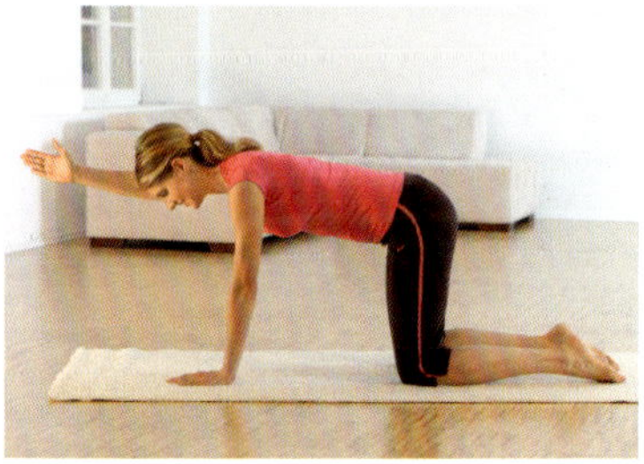

9. Schultern kräftigen
(siehe Seite 46/47)

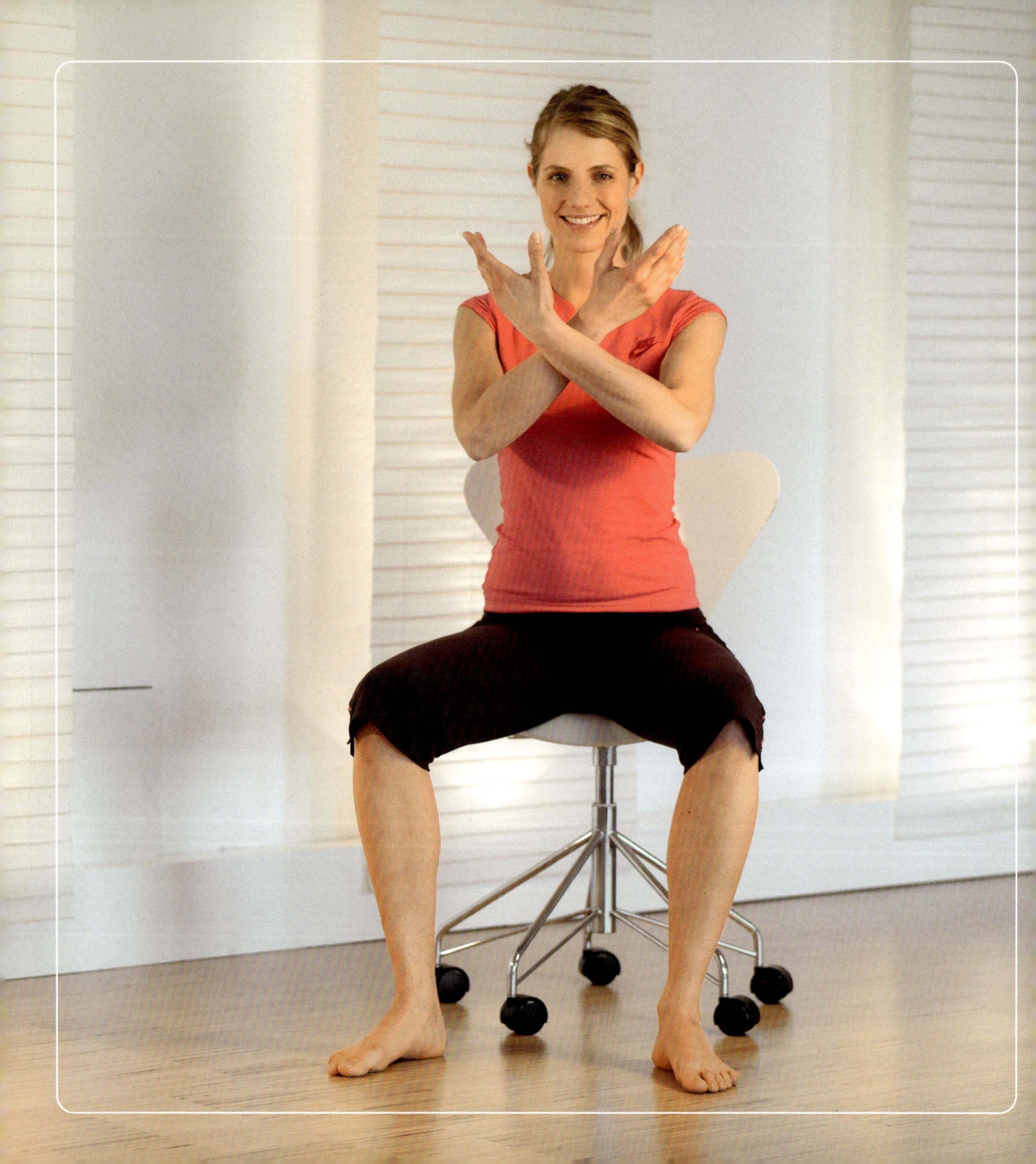

Nacken-Quickies im Alltag

Im Büro 1: aufrecht und stabil sitzen

Was bewirkt die Übung?

> Diese Übung hilft Ihnen dabei, im Büro oder auch zu Hause bei der Arbeit am Schreibtisch eine gute Haltung zu bewahren und dadurch Ihren Nacken zu schonen.

> Sie stärkt wichtige Muskeln, die den Rücken und den Nacken stabilisieren.

Ausgangsstellung

> Die Übung wird im Sitzen durchgeführt. Ihr Stuhl kann Armlehnen haben, sie stören bei der Übung nicht. Am besten ist es, wenn Sie die Sitzhöhe so einstellen können, dass beide Fußsohlen vollständig den Boden berühren und Ober- und Unterschenkel etwa einen rechten Winkel bilden. Ihre Füße stehen hüftbreit nebeneinander.

> Richten Sie Ihr Becken auf und spannen Sie die Bauchmuskeln leicht an. Ihr Rücken ist gerade aufgerichtet. Heben Sie das Brustbein an und machen Sie Ihren Nacken lang: Ziehen Sie das Kinn dazu etwas zurück und stellen Sie sich vor, dass Sie am höchsten Punkt des Kopfes nach oben gezogen werden.

> Legen Sie die Handrücken an die Innenseiten Ihrer Oberschenkel – die Arme sind dabei gestreckt.

So wird's gemacht

> Während Sie ausatmen, drücken Sie mit Ihren Handrücken nach außen gegen Ihre Oberschenkel und halten mit diesen dagegen. Es wird nur Muskelspannung aufgebaut, Arme und Beine bewegen sich nicht. Richten Sie sich auf – das Brustbein wird angehoben, die Schultern bleiben jedoch unten.

> Beim Einatmen lösen Sie den Druck wieder.

> Nach der vierten Wiederholung drücken Sie nochmals fest die Handrücken und Oberschenkel gegeneinander und halten die Spannung acht Sekunden lang. Atmen Sie tief und gleichmäßig weiter, halten Sie den Atem nicht an.

> Dann lösen Sie die Spannung und schütteln Ihre Arme kurz aus. Bleiben Sie noch einige Atemzüge lang aufrecht sitzen, um sich zu entspannen.

Bitte beachten Sie

>> Auch wenn es zu keiner sichtbaren Bewegung kommt, ist diese Übung sehr wirkungsvoll, wenn Sie sie achtsam und kontrolliert durchführen.

>> Halten Sie während der gesamten Übung die Bauchmuskeln leicht angespannt, damit Sie nicht ins Hohlkreuz fallen.

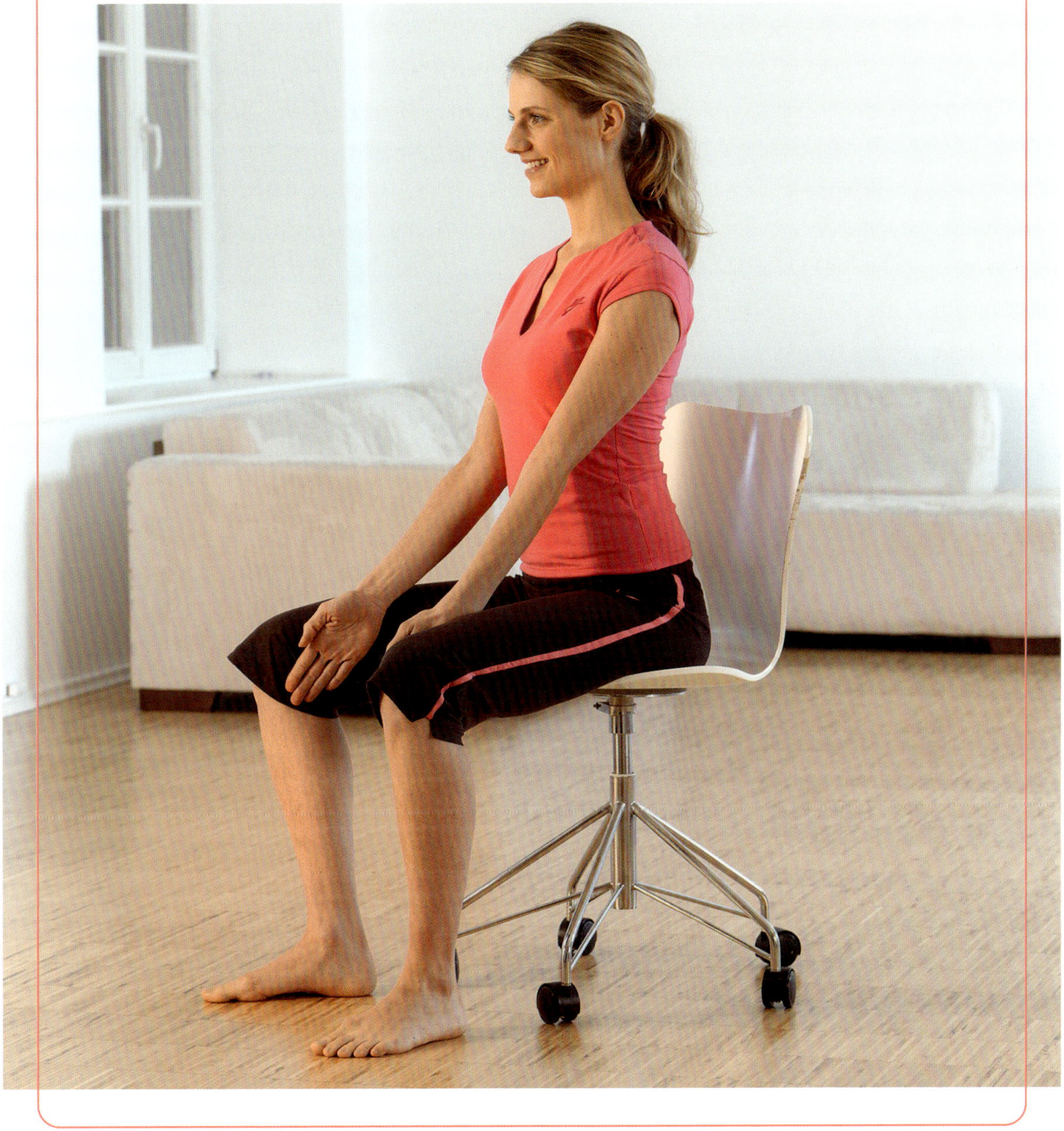

Im Büro 2: Yoga-Schale

Was bewirkt die Übung?

> Diese Übung stärkt die Muskeln der Arme und des Schultergürtels. Sie stabilisiert damit diesen für den Nacken so wichtigen Bereich.

> Gleichzeitig trainiert die Yoga-Schale wichtige Rückenmuskeln, die für eine aufrechte Haltung sorgen.

Ausgangsstellung

> Diese Übung führen Sie am besten im Schneidersitz oder auf einem Stuhl sitzend durch. Auf dem Boden sitzend fällt es leichter, den Rücken aufrecht zu halten, wenn Sie ein dickes, festes Kissen unter das Gesäß legen.

> Richten Sie Ihren Rücken auf: Spannen Sie die Bauchmuskeln leicht an, heben Sie Ihr Brustbein etwas und ziehen Sie Ihre Schulterblätter nach hinten und unten.

> Ihr Kopf ist in Verlängerung der Wirbelsäule aufgerichtet. Ziehen Sie das Kinn leicht zurück und stellen Sie sich vor, dass Sie an der höchsten Stelle des Scheitels sanft von einem Faden nach oben gezogen werden.

> Winkeln Sie Ihre Arme vor dem Körper an, sodass sich Ihre Handgelenke überkreuzen. Die Unterarme berühren sich, die Handflächen zeigen zum Körper.

So wird's gemacht

> Atmen Sie aus und drücken Sie dabei den inneren Arm sanft vom Körper weg, während Sie mit dem äußeren nach innen drücken und somit dagegenhalten. Ihre Arme bewegen sich nicht, es wird nur Muskelspannung aufgebaut.

> Einatmend lösen Sie den Druck.

> Nach der vierten Wiederholung bauen Sie nochmals Muskelspannung auf und halten diese acht Sekunden lang. Atmen Sie gleichmäßig weiter.

> Danach lösen Sie die Spannung und schütteln die Arme kurz aus. Legen Sie die Hände in den Schoß und entspannen Sie einige Atemzüge lang. Dann wiederholen Sie die Übung mit umgekehrt gekreuzten Armen.

Bitte beachten Sie

>> Halten Sie während der gesamten Übung die Bauchmuskeln gespannt, um ein Hohlkreuz zu vermeiden.

>> Wichtiger als die Kraft, mit der Sie Ihre Arme gegeneinander drücken, sind bei dieser Übung die richtige Haltung und die Wiederholungen.

>> Die Schultern bleiben entspannt unten.

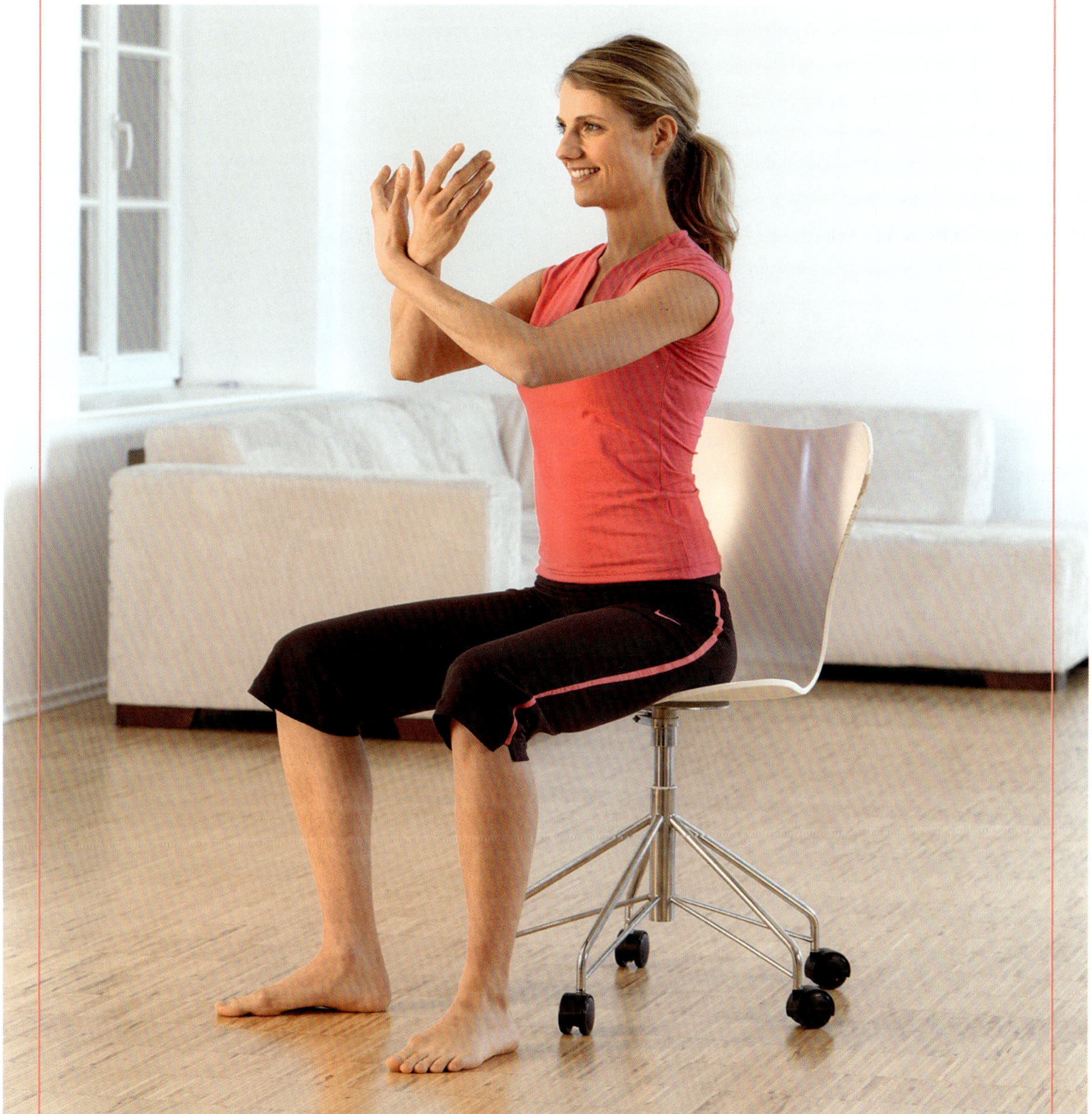

Im Büro 3: Schulterkreisen 2

Was bewirkt die Übung?

> Diese Übung lockert und entspannt die Schultern und verleiht Ihnen wieder mehr Beweglichkeit.

> Dadurch wirkt sie sich auch positiv auf den Nacken aus, der durch verspannte Schultern oft in Mitleidenschaft gezogen wird.

Ausgangsstellung

> Die Übung wird im Stehen oder im Sitzen durchgeführt. Sie können dafür sowohl auf einem Bürostuhl als auch auf dem Sofa Platz nehmen, wichtig ist nur, dass Sie mit geradem Rücken sitzen können und sich nicht anlehnen.

> Richten Sie Rücken und Kopf gerade auf: Spannen Sie die Bauchmuskeln leicht an, heben Sie das Brustbein und dehnen Sie Ihren Nacken. Ziehen Sie dafür das Kinn leicht zurück und stellen Sie sich vor, dass Sie an der höchsten Stelle Ihres Scheitels sanft nach oben gezogen werden.

> Winkeln Sie Ihre Arme an und legen Sie Ihre Fingerspitzen auf Ihre Schultern. Die Ellbogen befinden sich vor Ihrem Körper.

So wird's gemacht

> Kreisen Sie nun mit angewinkelten Armen im Atemrhythmus fünf Mal vorwärts – und zwar nur im Schultergelenk. Führen Sie dazu Ihre Ellbogen beim Einatmen nach oben und nach vorne, beim Ausatmen nach unten und nach hinten, dann zurück in die Ausgangsposition.

> Anschließend kreisen Sie mit den Armen auf dieselbe Weise fünf Mal rückwärts: Führen Sie die Ellbogen beim Einatmen nach oben, dann nach hinten, und beim Ausatmen nach unten und schließlich nach vorne.

> Danach lassen Sie Ihre Arme sinken und schütteln Sie kurz aus. Nehmen Sie sich noch einige Augenblicke Zeit, um sich zu entspannen und der Wirkung der Übung nachzuspüren.

Bitte beachten Sie

>> Respektieren Sie den natürlichen Bewegungsradius Ihrer Schultergelenke: Führen Sie das Schulterkreisen langsam und behutsam durch und machen Sie die Kreise nur so groß, wie es ohne Beschwerden möglich ist.

>> Halten Sie während der Übung Ihre Bauchmuskeln gespannt und achten Sie auf eine aufrechte Körperhaltung – der Kopf bleibt unbewegt in der Mittelposition.

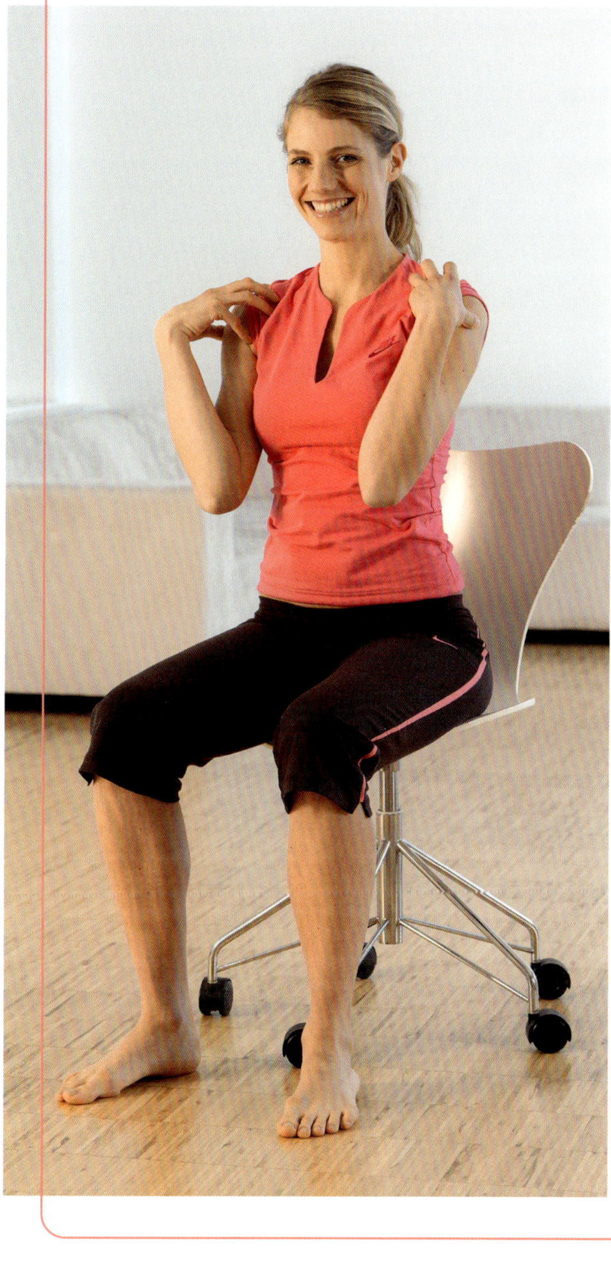

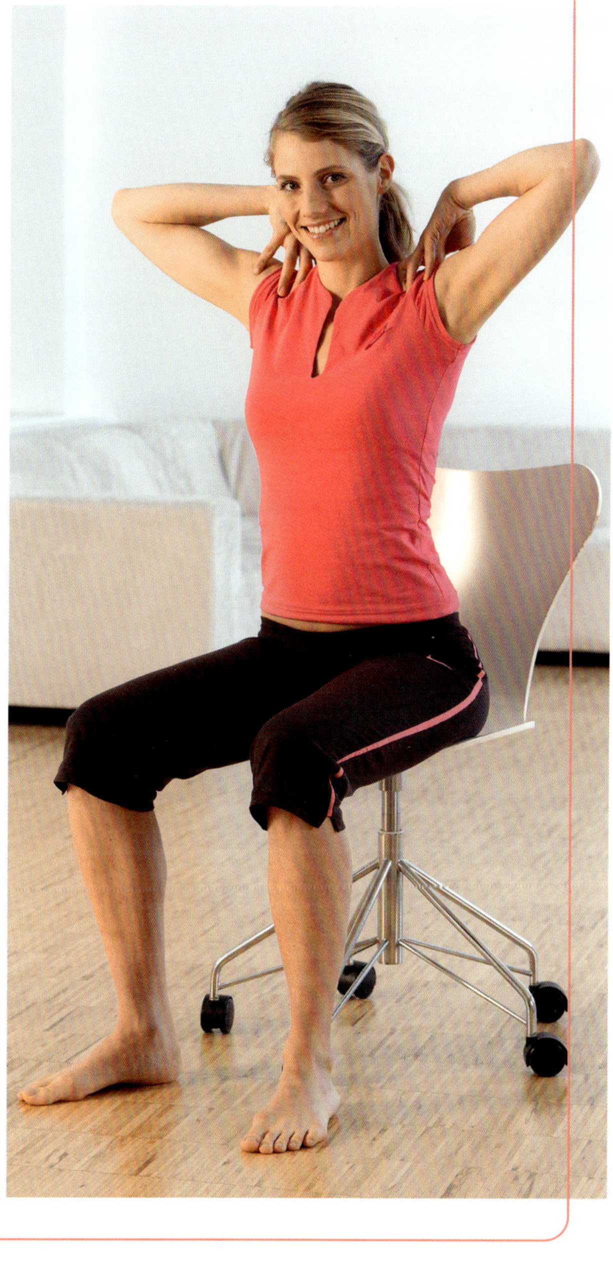

Unterwegs und auf Reisen 1: Nackenstabilisierung mit Handtuch

Was bewirkt die Übung?

> Diese isometrische Übung kräftigt die Nackenmuskeln und stabilisiert die Halswirbelsäule.

> Indirekt trägt sie zur Verbesserung der Körperhaltung bei.

Ausgangsstellung

> Diese Übung wird im Sitzen durchgeführt. Sie benötigen dafür ein zusammengerolltes Handtuch oder einen Schal.

> Setzen Sie sich aufrecht auf einen Stuhl oder die Bettkante und stellen Sie Ihre Füße hüftbreit geöffnet nebeneinander auf dem Boden auf.

> Ober- und Unterschenkel bilden etwa einen Winkel von 90 Grad.

> Spannen Sie die Bauchmuskeln leicht an, um Ihren Rücken aufzurichten, und ziehen Sie Ihre Schulterblätter nach hinten und unten.

> Ihr Kopf ist in der Verlängerung der Wirbelsäule aufgerichtet. Ziehen Sie das Kinn etwas zurück und richten Sie Ihren Blick geradeaus.

> Legen Sie das Handtuch an Ihren Hinterkopf. Die beiden Enden fassen Sie mit den Händen – die Arme sind gebeugt.

So wird's gemacht

> Beim Ausatmen drücken Sie den Kopf nach hinten gegen das Handtuch – gleichzeitig üben Sie mit den Armen Gegendruck aus, indem Sie das Handtuch nach vorne ziehen. Dabei entsteht keine Bewegung, es wird nur Muskelspannung aufgebaut.

> Mit dem Einatmen lösen Sie die Spannung wieder. Wiederholen Sie dies vier Mal und nehmen Sie dann nochmals die Endstellung ein, wobei Sie die Muskelspannung acht Sekunden lang halten. Atmen Sie dabei ganz entspannt weiter.

> Danach lösen Sie die Stellung auf. Schütteln Sie Ihre Arme aus und entspannen Sie sich, während Sie der Wirkung im Körper nachspüren.

Bitte beachten Sie

>> Achten Sie darauf, während der Übung nicht die Schultern hochzuziehen.

>> Halten Sie die Wirbelsäule aufrecht und den Nacken leicht gedehnt (»Doppelkinn-Stellung«). Üben Sie keinen zu starken Druck aus, sondern spüren Sie einfühlsam in den Nackenbereich.

>> Das Handtuch bitte nicht zu tief, sondern etwa auf Ohrenhöhe am Hinterkopf halten.

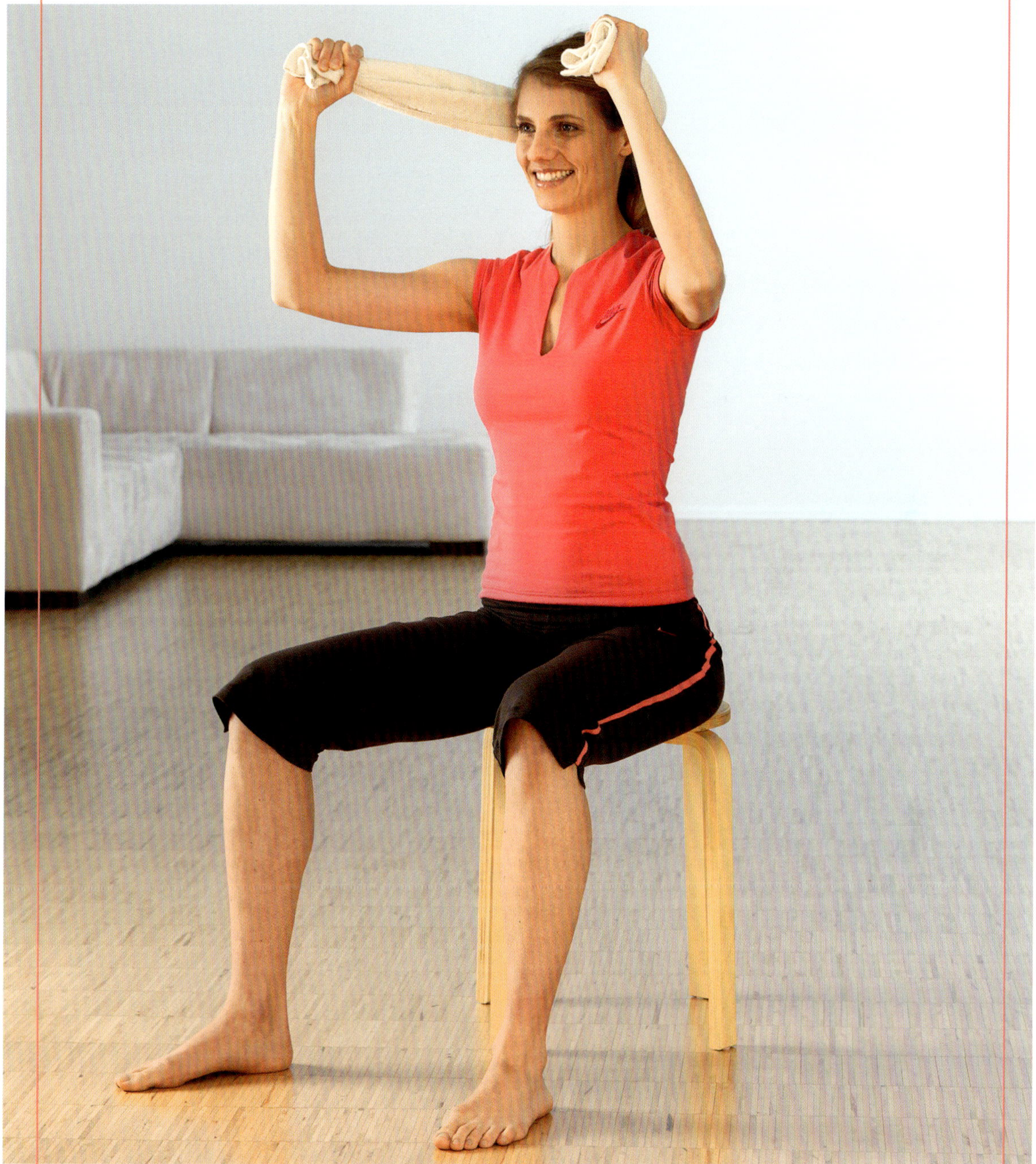

Unterwegs und auf Reisen 2: Balancieren

Was bewirkt die Übung?

> Das Balancieren stärkt Gleichgewichtssinn und Körpergefühl – und ganz nebenbei arbeiten bei der Übung all jene Muskeln, die für eine gesunde, aufrechte Haltung wichtig sind.

> Dabei trainieren Sie auf spielerische Weise, Ihren Kopf auch im Alltag »oben« zu halten, statt ihn nach vorne zu hängen zu lassen oder in den Nacken zu legen.

Ausgangsstellung

> Bei dieser Übung beginnen Sie im Stehen. Sie benötigen dafür – je nach Gewicht – ein bis drei Bücher.

> Stellen Sie sich aufrecht hin, die Füße etwa hüftbreit nebeneinander. Spannen Sie die Bauch- und Gesäßmuskeln leicht an, und heben Sie Ihr Brustbein, um den Rücken aufzurichten. Ziehen Sie das Kinn leicht zurück. Strecken Sie den höchsten Punkt Ihres Kopfes noch ein kleines Stückchen weiter nach oben.

> Legen Sie sich ein Buch flach auf den Kopf und balancieren Sie es aus. Dann lassen Sie die Arme locker neben dem Körper herabhängen. Versuchen Sie, das Buch mindestens eine Minute lang auf dem Kopf zu halten, und atmen Sie während dieser Zeit tief und gleichmäßig weiter.

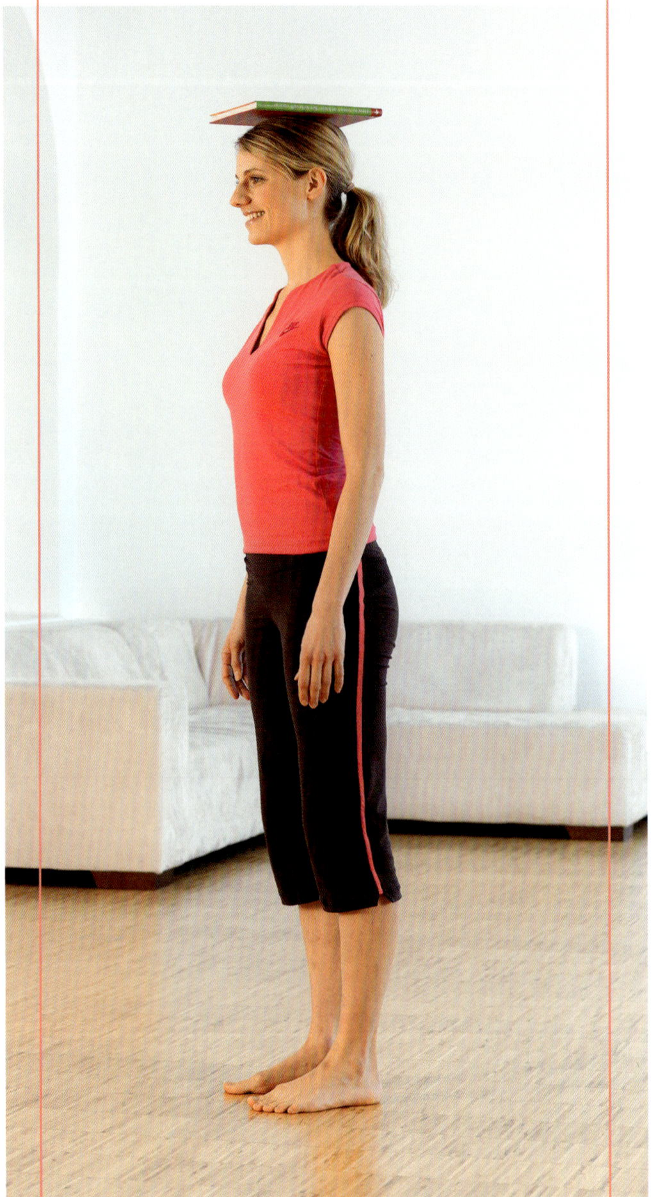

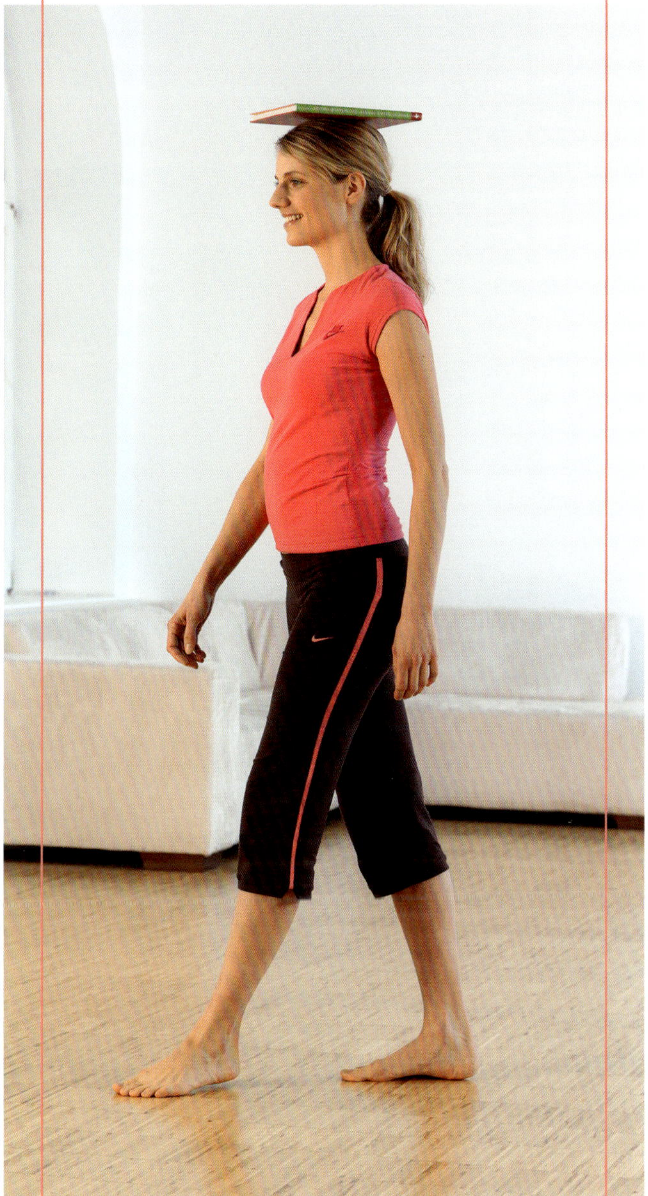

Bitte beachten Sie

>> Führen Sie die Übung zu Anfang grundsätzlich nur mit einem einzigen und nicht zu schweren Buch durch, denn Ihre Muskeln müssen sich erst an das zusätzliche Gewicht gewöhnen.

>> Wichtiger als die Menge an Büchern, die auf Ihrem Kopf lastet, ist die richtige Ausführung. Wenn Sie mit einem Buch sicher balancieren können, können Sie das Gewicht langsam steigern.

>> Falls Ihnen das Balancieren sehr schwer fällt, verwenden Sie zu Anfang besser ein kleines, dickes Kissen, ein Kirschkernsäckchen oder ähnliches, bis Sie ein Gefühl für das Gleichgewicht bekommen.

So wird's gemacht

> Sobald Sie das Buch gut auf Ihrem Kopf im Gleichgewicht halten können, setzen Sie sich damit in Bewegung: Gehen Sie einige Male im Zimmer auf und ab, ohne das Buch herabfallen zu lassen.

> Rollen Sie dabei Ihre Füße sanft ab, halten Sie den Rücken weiterhin gerade und bewegen Sie sich möglichst fließend und gleichmäßig.

Unterwegs und auf Reisen 3: im Auto

Was bewirkt die Übung?

> Die folgende Übung lockert den Nacken und dehnt die Brustmuskulatur.

> Sie eignet sich besonders gut, um sich im Stau oder auf dem Parkplatz zwischendurch schnell zu entspannen – so werden auch längere Reisen nicht zur Belastung für den Nacken.

Ausgangsstellung

> Die Übung wird im Sitzen durchgeführt. Außer auf dem Autositz funktioniert sie natürlich auch auf einem Stuhl oder Hocker.

> Lehnen Sie sich mit dem unteren Rücken am (Auto-)Sitz an. Strecken Sie Ihren Rücken dabei aktiv nach oben und richten Sie sich so gut wie möglich auf. Blicken Sie nach vorne.

> Spannen Sie die Bauchmuskeln an und heben Sie Ihr Brustbein. Ihr Kopf ist in natürlicher Verlängerung der Wirbelsäule aufgerichtet.

> Verschränken Sie Ihre Hände im Nacken. Die Ellbogen zeigen zu den Seiten – der Brustkorb sollte sich »weit« anfühlen. Ziehen Sie die Schulterblätter zur Wirbelsäule und in Richtung Gesäß, so vermeiden Sie es, die Schultern hochzuziehen. Die Gesichtsmuskulatur ist entspannt.

Bitte beachten Sie

>> Ziehen Sie keinesfalls die Schultern hoch und achten Sie darauf, dass Ihre Ellbogen so weit wie möglich geöffnet sind.

>> Gerade im Auto können Sie diese Übung auch in der Kurzform mit nur zwei oder drei Wiederholungen durchführen – das ist immer noch besser, als gar nichts für Nacken und Schultern zu tun.

So wird's gemacht

> Beim Ausatmen heben Sie den linken Ellbogen langsam senkrecht nach oben in Richtung Autodach bzw. Decke. Drehen Sie zugleich den Kopf leicht nach links, bis Ihr Blick auf Ihren Ellbogen gerichtet ist.

> Beim Einatmen lassen Sie den Ellbogen langsam wieder in die Ausgangsstellung sinken und drehen den Kopf zurück in die Mitte. Führen Sie dies insgesamt vier Mal durch. Anschließend heben Sie den linken Ellbogen noch ein letztes Mal und halten die Endstellung für acht Sekunden. Atmen Sie dabei ruhig und gleichmäßig weiter.

> Dann lösen Sie die Haltung, lassen die Arme sinken und entspannen sich kurz, bevor Sie die Übung zur rechten Seite wiederholen.

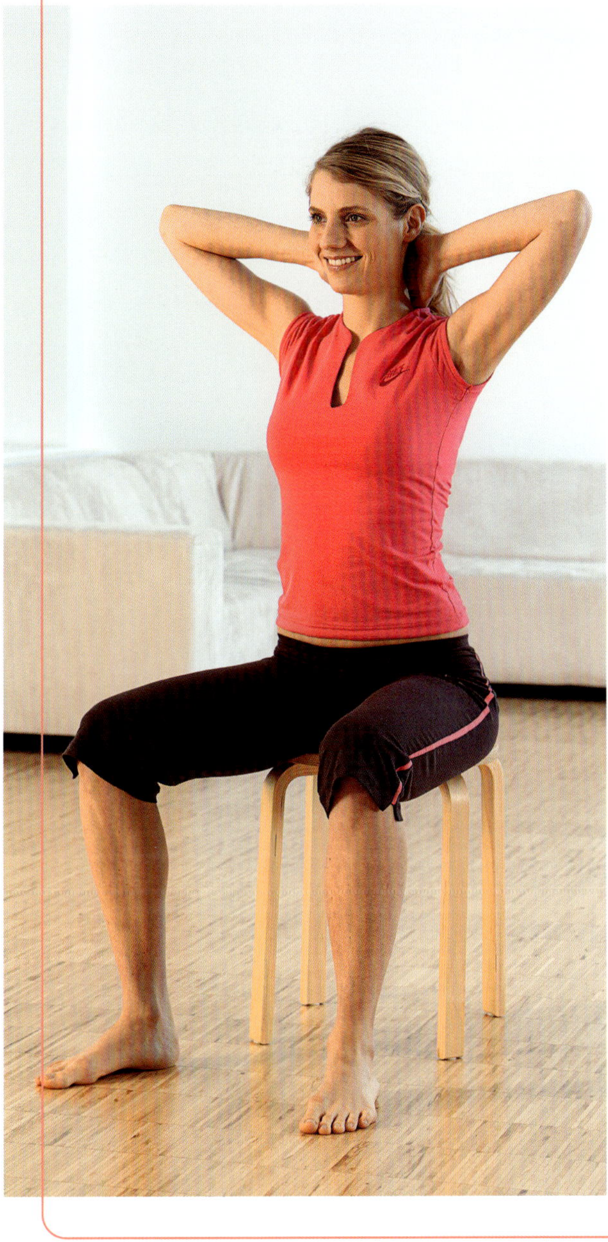

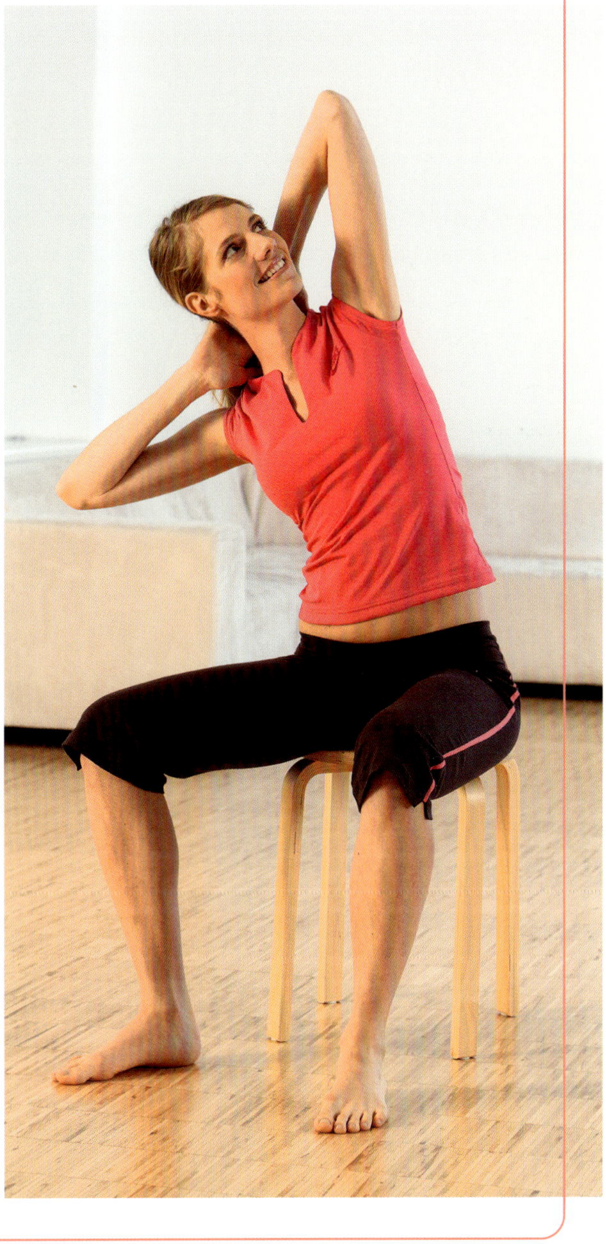

Im Bett und auf dem Sofa 1: Kopfheben

Was bewirkt die Übung?

> Durch das Kopfheben wird die vordere Halsmuskulatur gekräftigt, die gemeinsam mit den Nackenmuskeln die Halswirbelsäule aufrecht hält. Diese Muskeln sind besonders wichtig, um den Kopf im Sitzen nicht unwillkürlich in den Nacken zu kippen.

> Da Sie sich für die Übung auf den weichen Untergrund von Bett oder Sofa legen, werden die Muskeln noch einmal etwas anders belastet als auf dem Boden.

Ausgangsstellung

> Die Übung wird in der Rückenlage durchgeführt. Stellen Sie Ihre Füße etwa hüftbreit nebeneinander auf. Ihre Arme liegen locker ausgestreckt neben dem Körper, die Handrücken zeigen nach oben.

> Ihr Kopf liegt in natürlicher Verlängerung der Wirbelsäule. Der Blick ist zur Zimmerdecke gerichtet. Ziehen Sie das Kinn leicht in Richtung Hals.

So wird's gemacht

> Beim Ausatmen heben Sie Ihren Kopf in Zeitlupe minimal vom Sofa ab, bis Sie eine starke Spannung in den Halsmuskeln spüren. Die Schultern bleiben dabei entspannt liegen.

> Beim Einatmen lassen Sie Ihren Kopf ebenso langsam zurück in die Ausgangsstellung sinken und legen ihn kurz auf dem Sofa ab. Ihr Blick ist weiterhin nach oben gerichtet.

> Nach der vierten Wiederholung heben Sie Ihren Kopf nochmals in die Endstellung und halten die Muskelspannung acht Sekunden lang an. Atmen Sie dabei ruhig weiter.

> Danach lösen Sie die Spannung und lassen Ihren Kopf weich in das Sofapolster sinken. Bleiben Sie noch einige Atemzüge lang auf dem Rücken liegen und spüren Sie der Wirkung im Körper und vor allem im Bereich des Nackens nach.

Bitte beachten Sie

>> Die Bewegung wird allein von den Halsmuskeln durchgeführt – achten Sie darauf, die Schultern nicht hochzuziehen, und drücken Sie nicht mit den Armen gegen die Unterlage.

>> Der Nacken bleibt lang, das Kinn wird leicht angezogen (»Doppelkinn« machen).

>> Da die Übung anstrengender sein kann, als sie aussieht, genügen oft schon zwei bis drei Wiederholungen.

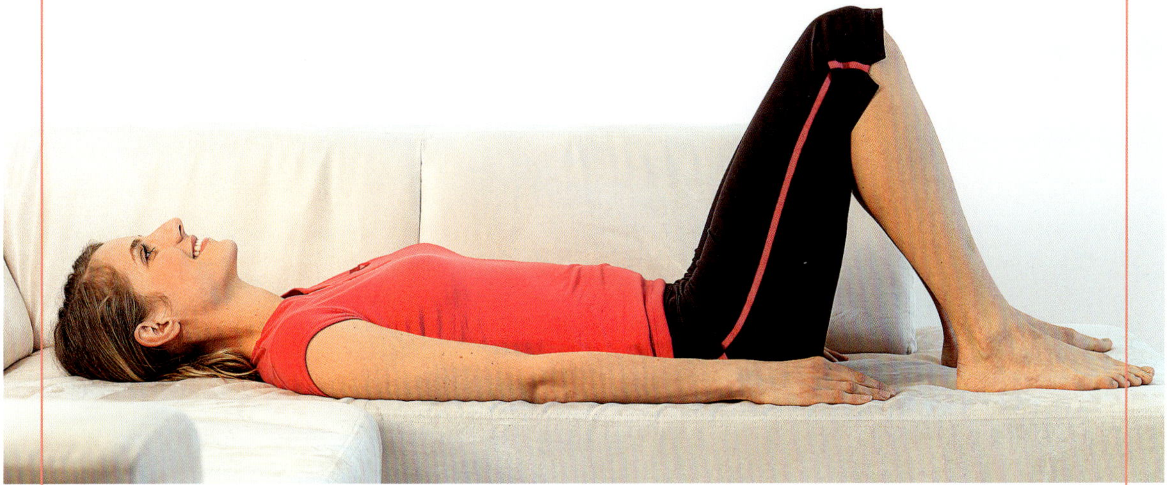

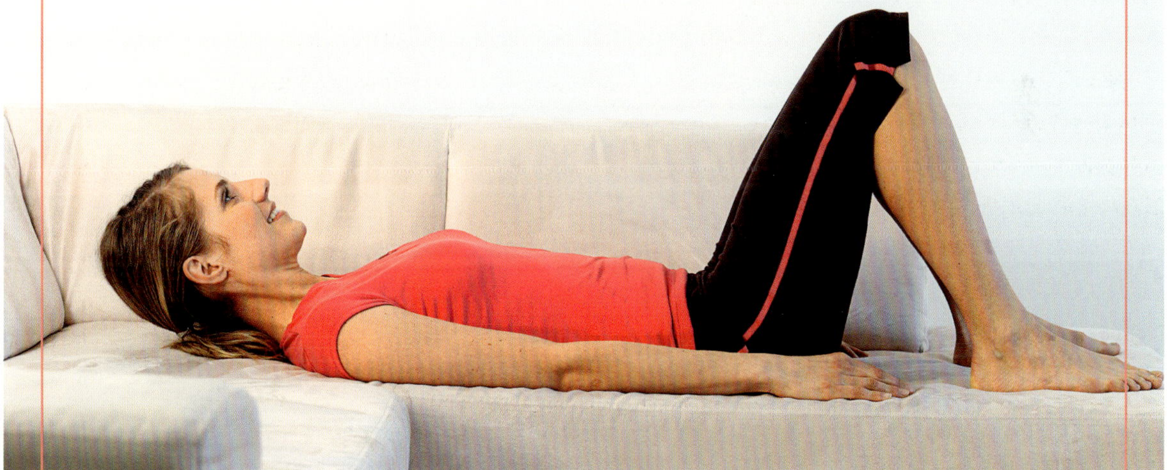

Im Bett und auf dem Sofa 2: Arme strecken 2

Was bewirkt die Übung?

> Diese Übung dehnt und lockert die Schultern und baut dabei Spannungen im Schultergürtel und im Nacken ab.

> Sie erfordert etwas mehr Koordination als das einfache Strecken der Arme und fördert daher auch stärker die Körperwahrnehmung.

Ausgangsstellung

> Die Übung wird in der Rückenlage durchgeführt. Stellen Sie dazu Ihre Füße etwa hüftbreit nebeneinander auf.

> Spannen Sie Ihre Bauchmuskeln an, indem Sie den unteren Rücken sanft gegen das Sofa drücken. Ihr Kopf liegt in natürlicher Verlängerung der Wirbelsäule, der Blick richtet sich zur Zimmerdecke.

> Strecken Sie beide Arme senkrecht nach oben, die Handflächen sind dabei zueinandergedreht. Die Fingerspitzen zeigen zur Decke.

So wird's gemacht

> Ausatmend heben Sie die linke Schulter, gleichzeitig strecken Sie den linken Arm diagonal noch weiter nach oben – die linke Hand wird bis über die rechte Schulter geführt. Der Kopf dreht sich locker mit.

Bitte beachten Sie

>> Ziehen Sie während der Übung keinesfalls die Schultern zu den Ohren.

>> Führen Sie die Bewegung nur mit Ihren Armen und Schultern durch. Ihr Kopf dreht sich dabei locker mit. Die Bewegungen sind weich und fließend.

>> Halten Sie während der gesamten Übung die Spannung in Ihren Bauch- und Gesäßmuskeln, damit Sie nicht ins Hohlkreuz kommen.

> Halten Sie die Dehnung kurz. Einatmend lassen Sie das ganze Schulterblatt entspannt fallen.

> Führen Sie die Übung dann mit der anderen Seite aus – den rechten Arm mit dem Ausatmen über Kreuz nach oben links führen und die Schulter beim Einatmen wieder fallen lassen. Wiederholen Sie die Übung abwechselnd mit beiden Seiten je vier Mal.

> Anschließend strecken Sie den linken Arm nochmals in die Endstellung und halten diese für acht Sekunden. Atmen Sie dabei ruhig und gleichmäßig weiter.

> Zuletzt senken Sie die Arme und legen sie neben dem Körper ab. Entspannen Sie sich kurz und wiederholen Sie das Ganze mit dem rechten Arm.

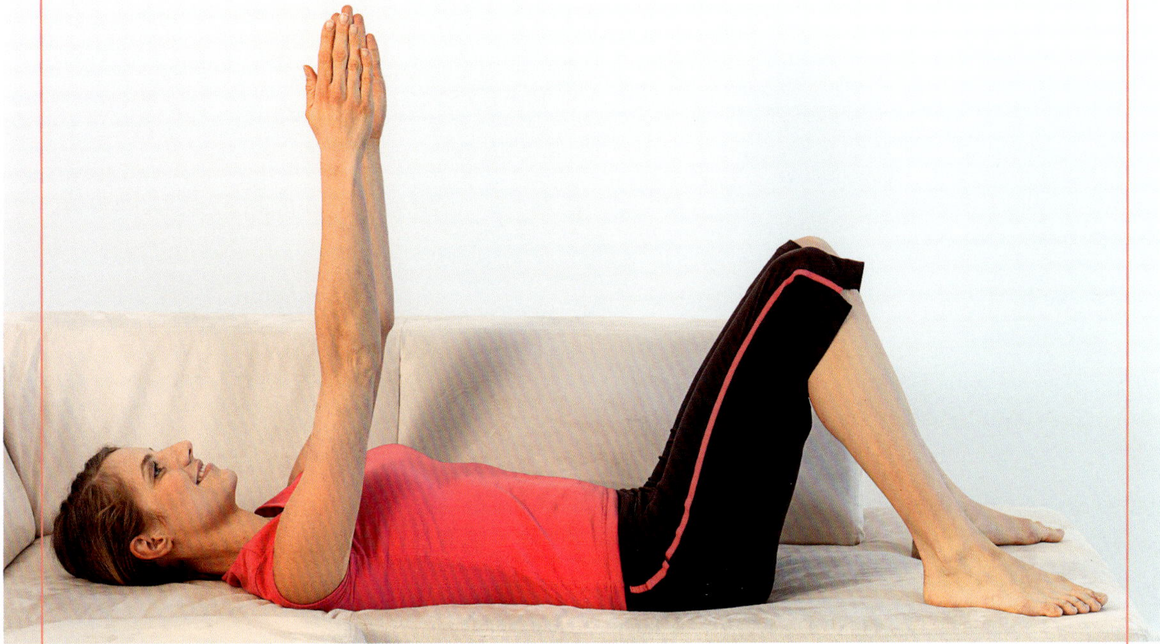

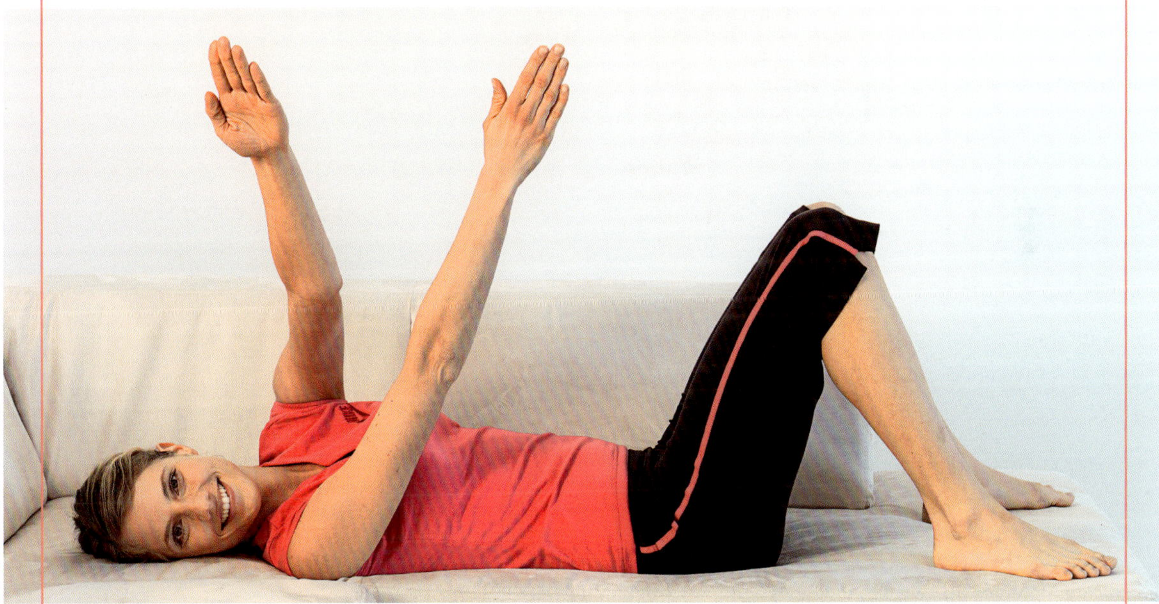

Im Bett und auf dem Sofa 3: rückenschonend aufstehen

Was bewirkt die Übung?

> Diese Übung kräftigt vor allem die Rumpf- und Oberschenkelmuskulatur – und zwar aus gutem Grund: Beim Aufstehen aus dem Sitzen belasten wir oft unbewusst die Schulter- und Nackenmuskeln, indem wir Schwung holen und die Schultern hochziehen, anstatt durch Einsatz unserer Beinmuskulatur aufzustehen.

Ausgangsstellung

> Setzen Sie sich aufrecht auf die Kante von Bett oder Sofa. Falls diese sehr niedrig sind, empfiehlt es sich, zum Üben auf einen Stuhl auszuweichen, der jedoch keine Rollen haben darf.

> Stellen Sie Ihre Füße hüftbreit nebeneinander. Die Füße stehen nicht direkt unter den Knien, sondern etwas nach hinten versetzt.

> Spannen Sie die Bauch- und Gesäßmuskeln während der gesamten Übung kräftig an.

> Richten Sie Ihren Rücken auf, indem Sie das Brustbein anheben. Halten Sie Ihren Kopf in natürlicher Verlängerung der Wirbelsäule. Ihr Blick ist nach schräg unten gerichtet – das Kinn wird leicht angezogen.

> Die Hände liegen locker auf Ihren Oberschenkeln.

Bitte beachten Sie

>> Halten Sie Ihren Rücken und Nacken während der gesamten Übung gerade gestreckt, besonders, wenn Sie sich nach vorne neigen.

>> Ziehen Sie die Schultern stets nach hinten und unten.

>> Führen Sie die Bewegung langsam und bewusst durch: Arbeiten Sie nicht mit Schwung, sondern ausschließlich mit Muskelkraft.

So wird's gemacht

> Atmen Sie aus und verlagern Sie Ihr Gewicht nach vorne, wobei Sie Ihren Körper langsam einige Zentimeter anheben, als ob Sie aufstehen wollten. Der Rücken wird gestreckt nach vorne geneigt.

> Beim Einatmen lassen Sie sich kontrolliert wieder in die Ausgangsstellung zurücksinken.

> Nach der vierten Wiederholung gehen Sie nochmals in die Endstellung und halten diese acht Sekunden lang. Atmen Sie tief und gleichmäßig weiter.

> Zuletzt lassen Sie sich langsam aufs Bett oder Sofa sinken und lösen die Muskelspannung. Legen Sie sich auf den Rücken und entspannen Sie sich.

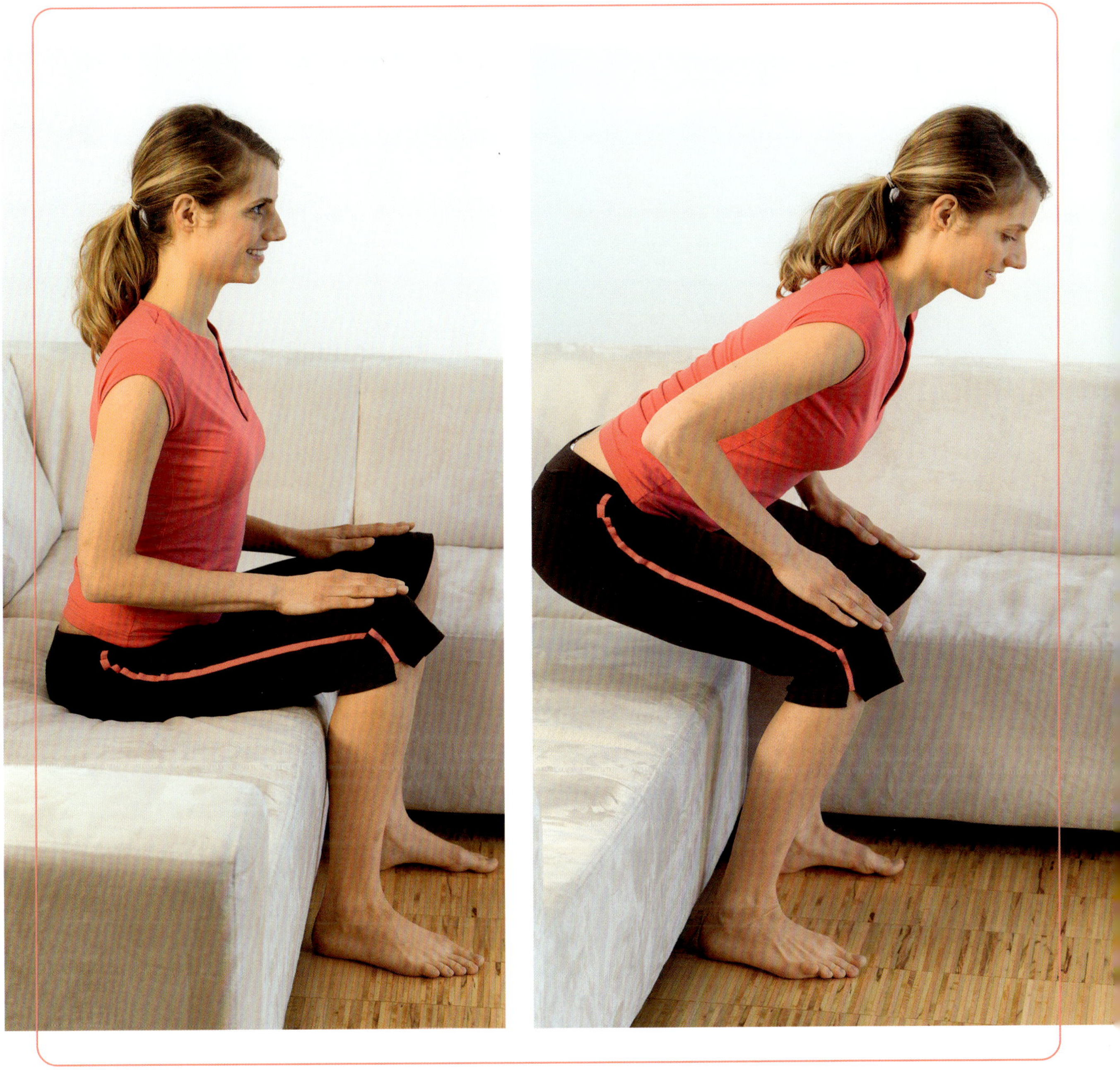

Stichwortverzeichnis

Über die Autorin

Rahel Rehm-Schweppe ist staatlich geprüfte Physiotherapeutin mit Zusatzausbildung Osteopathie und Manuelle Therapie.

Im Verlag blv hat sie bisher folgende Bücher veröffentlicht:

> Sanfte Babymassage
> Massage-Quickies zum Verwöhnen

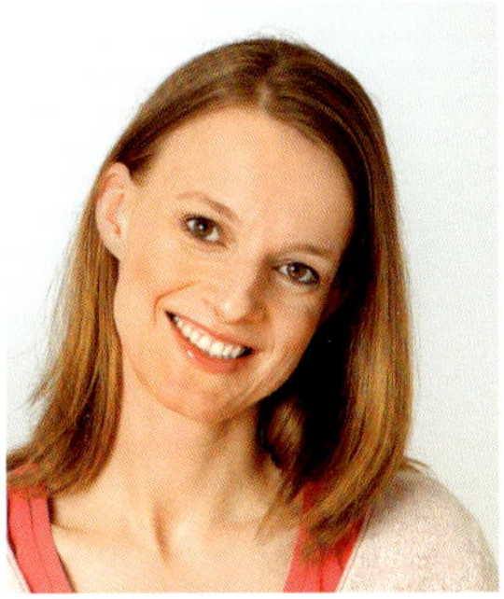

Impressum

Bibliographische Information der Deutschen Bibliothek
Die Deutsche Bibliothek verzeichnet diese Publikation in der Deutschen Nationalbibliographie; detaillierte bibliographische Daten sind im Internet über http://dnb.ddb.de abrufbar.

BLV Buchverlag GmbH & Co. KG
80797 München

Bildnachweis: Alle Fotos von Ulli Seer

Grafiken: Jörg Mair

Umschlagillustration: Gudrun Bürgin
Umschlagfotos Rückseite: Ulli Seer

Lektorat: Ruth Wiebusch, Manuela Stern
Herstellung: Angelika Tröger
DTP: Uhl + Massopust GmbH, Aalen

Gedruckt auf chlorfrei gebleichtem Papier

Printed in Germany
ISBN 978-3-8354-0522-6

Hinweis
Das vorliegende Buch wurde sorgfältig erarbeitet. Dennoch erfolgen alle Angaben ohne Gewähr. Weder Autor noch Verlag können für eventuelle Nachteile oder Schäden, die aus den im Buch vorgestellten Informationen resultieren, eine Haftung übernehmen.